痛风——中医自我保健

主编　张剑勇　姜泉

副主编　邱侠　张燕英　谢静静

编委　钟力　王辉　李丹

人民卫生出版社

·北京·

图书在版编目（CIP）数据

痛风：中医自我保健 / 张剑勇，姜泉主编. — 北京：人民卫生出版社，2021.12

ISBN 978-7-117-32532-5

Ⅰ.①痛… Ⅱ.①张… ②姜… Ⅲ.①痛风 – 中西医结合 – 防治 Ⅳ.①R589.7

中国版本图书馆 CIP 数据核字（2021）第 242324 号

人卫智网	**www.ipmph.com**	医学教育、学术、考试、健康，购书智慧智能综合服务平台
人卫官网	**www.pmph.com**	人卫官方资讯发布平台

痛风——中医自我保健
Tongfeng——Zhongyi Ziwo Baojian

主　　编：张剑勇　姜　泉
出版发行：人民卫生出版社（中继线 010-59780011）
地　　址：北京市朝阳区潘家园南里 19 号
邮　　编：100021
E - mail：pmph @ pmph.com
购书热线：010-59787592　010-59787584　010-65264830
印　　刷：三河市宏达印刷有限公司（胜利）
经　　销：新华书店
开　　本：889×1194　1/32　印张：8
字　　数：141 千字
版　　次：2021 年 12 月第 1 版
印　　次：2022 年 1 月第 1 次印刷
标准书号：ISBN 978-7-117-32532-5
定　　价：42.00 元

主编简介

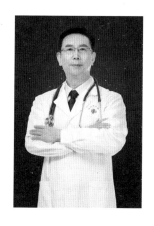

张剑勇，医学博士，二级教授，主任中医师，博士研究生导师，深圳市名中医，深圳市中医院风湿病科主任，2015年首届深圳好医生，中华中医药学会（风湿病）科学传播专家团队科学传播专家，中华中医药学会风湿病分会副主任委员，中华中医药学会免疫学分会副主任委员。

从事风湿病学的医疗、教学、科研工作30余年，擅长运用岭南医学理论和瘀痹学说诊治风湿病，尤其对痛风、类风湿关节炎、强直性脊柱炎、系统性红斑狼疮、干燥综合征、骨关节炎和产后风湿的诊治有独到之处。主编《风湿免疫疾病中医特色疗法》等著作18部，发表论文110余篇，其中SCI论文10篇。主持在研国家自然科学基金1项，完成国家级、省部级、市级课题19项，获中华中医药学会科学技术奖3项。

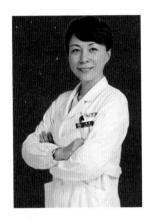

姜泉，主任医师，教授，博士研究生导师，首都名中医，岐黄学者。中国中医科学院广安门医院风湿病科主任，首都中西医结合风湿免疫病研究所所长。享受国务院政府特殊津贴专家，国医大师路志正学术经验继承人，国家重点研发计划项目首席科学家，中华中医药学会风湿病分会主任委员。

主持国家科技部、国家自然科学基金等课题18项。发表中文核心期刊及 SCI 论文百余篇。获得国家科技进步奖二等奖及中华中医药学会科学技术奖一等奖，获得国家发明专利 2 项。

序

接到张剑勇、姜泉两位教授新书即将出版的消息，我不禁有点吃惊：作为两位终日忙于临床的名医，他们哪来这么大的精力去著书立说，且连年成果不断呢！不少了解他们的朋友告诉我，这主要来自他们的勤奋刻苦、善于思考和厚积薄发，他们把自己的聪明才智、精力、时间几乎全部放在了事业上，用炽热的心、灵巧的手把扎实的理论功底与长期的临床经验凝结在一起，在反复思索、千锤百炼中撰写出学科的精品。

这次推出的《痛风——中医自我保健》和《干燥综合征——中医自我保健》两本新书，是基于这两种病在我国风湿病人群中发病面广、危害性大、给患者和社会带来精神和经济负担沉重的现状而立项编纂的。

中医学对风湿病的认识很早，在东汉医家张仲景的《金匮要略》中已直呼"风湿"二字了："病者一身尽痛，发热，日晡所剧者，名风湿。"（《金匮要略·痉湿暍病脉证治》）当然，再早的认识还可以追溯到《黄帝内经》或者更久远的年代，当时不叫"风湿"，而是在"痹证"的旗下立论的。在《素问·痹论》中，不仅给了"风寒湿三气杂至，合而为痹"的定义，而且还有风气盛者为行痹、寒气盛者为痛痹、湿气盛者为着痹的分类。把其主要的表现归纳为肢体、关节、肌肉的疼痛、麻木、酸楚、肿胀、变形、僵直等，与西医学所论述的风湿类疾病的主要表现相类同。西医学的崛起，促发了对风湿病的微观认知朝着更加细化的方向发展起来，给医者提供了更多直观的研判指标，给患者提供了更多方便的治疗方案。特别是近些年来，在中、西医学家们的共同努力、推动下，这些认知逐渐成熟并发展起来，也将这一领域的研究推向了一个新的高度。

有数据显示，高尿酸血症发病率逐年上升，成为仅次于糖尿病的第二大代谢性疾病。痛风与高尿酸血症直接相关，目前患病率为 0.86%～2.2%，患者疼痛难忍，苦不堪言，疾病缠绵难愈，并发症又多，严重危害广大民众的身心健康。其他风湿类疾病，也同样存在着痛苦大、危害大的问题，致残、致死率居高不下的现象令人担忧。这些疾病不仅发生在经过一生辛苦奔波、积劳成疾的老年人群中，给他们的晚年生活蒙上了一层阴影，而且也广泛发生于正在生活中不断攀登的中壮年乃至青少年的人群中，发病低龄化正成为一种可怕的趋势。对于如此沉重的话题，不要说普通老百姓的认识不足，就是许多医生的认识也未必到位。由此造成的有病乱投医、滥用药，乃至受骗于社会上不法巫医或游医等事件时有发生，给患者的心理、机体、家庭、财产造成莫大的损失，给国家的医疗秩序、医疗市场、医疗资源、医疗支出造成了极大的混乱或浪费，这不能不引起人们的高度关注。

疾病虽然可怕，却是可防可治的，"五脏之有疾也，譬犹刺也，犹污也，犹结也，犹闭也。刺虽久犹可拔也，污虽久犹可雪也，结虽久犹可解也，闭虽久犹可决也……疾虽久，犹可毕也。言不可治者，未得其术也"（《灵枢·九针十二原》）。数千年前，我们的先人就作出了如此超前的论断！长期、大量的实践证明，只要积极预防、治疗、康复，把疾病的发生率、死亡率减低到较低或很低的程度，是完全可以做到的。《痛风——中医自我保健》和《干燥综合征——中医自我保健》的适时推出，是对这一问题的正面回答，也是应对风湿病挑战的有力举措之一。为了拉近医患之间的距离，该书采用对话的方式，患者提问题，医生作回答，多角度、全方位地诠释了由风湿病的现状和危害、病因和病机到风湿病的诊断与鉴别、治疗与护理等方面的诸多问题。其中，既有中医疗法，还有西医疗法；既有药物疗法，还有饮食、运动等疗法，为读者提供了一道风味可口、形式多样的精神大餐。可以说，满足了人民群众对保健知识的需求，对提高全社会对风湿病的认识，加强医患合作，增强患者的自我保健意识，帮助患者消除顾虑和恐惧心理，减轻疾病痛苦，提高生活质量和使患者得到科学正确的治疗等，都是有直接裨益的。

让普通读者读懂医学书籍是医学知识普及的前提，也是解决中医学术与中医科普互相对接难题的方案。要想把它解决好，不仅需要认识论上的高度和深度，而且需要方法学上的跟进和适应。没有过硬的表达本领而单凭热情是办不好这件事情的，医学科普作家必须认真考究这方面的学问。《痛风——中医自我保健》和《干燥综合征——中医自我保健》的作者，做了很大的努力和有益的尝试，在保证学术实质科学性的前提下，一改以往一些科普出版物以学术面孔、学术语言为表现手段的专业教科书的性质，向医学知识口语化、专业学术白描化、表述手法直观化的普及方向迈进了一步，较好地解决了科普读物艰涩有余、通俗不足的症结，在轻松的谈话氛围中向读者介绍了最受人关注、最常见、最具代表性的风湿病防治知识。诚然，书中的论述难免还有一些可斟酌处，语言的表达难免还有可推敲处，但他们的良苦用心、至诚态度和积极行为，一定会得到读者认可和欢迎的。

该书付梓之际，两位主编嘱我作序，冲着他们为医学普及事业这颗赤诚之心，我无法拒绝。写上这些话，或许词不达意，总算是对他们理解和支持态度的一点表达吧！

2021 年 5 月 31 日　北京

前言

改革开放以来，随着社会经济的发展，人们生活水平的提高，饮食结构的改变，生活节奏的加快，痛风发病率正在直线上升，已成为全国，尤其是沿海等开放地区的一种常见病、多发病，而且是疑难病。它来时如风，突然发作，患者疼痛难忍，苦不堪言，缠绵难愈，严重危害广大民众的身心健康，已引起了全世界的关注。

当您反复出现跖趾关节、踝、跗区和膝关节剧烈的发作性疼痛，而这种疼痛常在夜间发作，关节局部红肿明显，活动受限时，您很有可能是得了痛风了。那么痛风究竟是一种什么样的疾病？得了痛风之后可以治愈吗？痛风可以预防吗？得了痛风之后日常生活中该注意些什么？从本书中，您都可以找到答案。

本书运用浅显生动的语言，轻灵活泼的形式，针对痛风患者和家属最关心的问题，采用患者咨询、医生回复的方式向读者讲述了有关痛风的常识及其危害，痛风的临床表现及常见的并发症，病因及发病机制，诊断、鉴别及中西医治疗方法，还着重介绍了痛风的饮食疗法、运动疗法和预防措施。相信"一册在手，痛风无忧"。本书倡导积极、健康的生活方式，希望读者在阅读后能够获益。

由于时间仓促，书中不妥之处在所难免，敬请各位同道不吝赐教，以便再版时补充、修订。

编者

2021 年 5 月

目 录

第二章　了解痛风成因

第三章　辨析是否患病

第一章
认识痛风危害

痛风，顾名思义，来时如风，突然发作，患者疼痛难忍，苦不堪言。它是由遗传性或获得性病因导致的嘌呤代谢障碍，血尿酸增高并进一步损伤组织所形成的一组疾病。其临床特点是高尿酸血症、特征性急性关节炎反复发作、痛风石、慢性关节炎，严重者可导致关节活动障碍和畸形，并累及肾脏，导致肾结石，甚至慢性肾功能不全。

痛风是一种古老的疾病，古时候被称为"帝王病""富贵病"。近年来，随着人们生活水平的提高和饮食结构的改变，这种"富贵病"不再是富人的专利，其发病率正在直线上升，已成为我国尤其是沿海开放地区的一种常见病、多发病，而且是疑难病。据我国人群流行病学统计，痛风患病率为0.86%～2.20%，其中男性为0.83%～1.98%，女性为0.07%～0.72%，并呈逐年上升趋势，而且南方和沿海经济发达地区的患病率较同期国内其他地区高。这一现状已经引起人们的广泛关注。然而，对这种疾病的正确预防、治疗等相关的知识却远没有达到普及的地步，所以充分认识到痛风的危害性及早期治疗非常重要。

1. 什么是痛风？为什么关节疼痛莫忘痛风？

患者咨询： 我是一名销售人员，经常因为业务关系四处奔波，应酬不断，工作辛劳，体重也在逐渐增加。我的一位朋友昨天夜里突然出现右脚踝剧烈疼痛，陪他到医院，医师说他患的是痛风，并说像我们这样的人容易患痛风，建议我也化验一下。请问专家：什么是痛风？为什么关节疼痛要想到痛风？

专家回复： 那位医师说得没错，你的那位朋友如果化验结果显示血尿酸比较高的话，结合临床症状，可以诊断为痛风。痛风是由于嘌呤代谢紊乱和／或尿酸排泄障碍，血尿酸水平增高，导致尿酸盐结晶沉积在关节及关节周围组织所引起的关节炎症，临床上以高尿酸血症、急性关节炎反复发作、痛风石形成为特点，严重者可导致关节活动障碍和畸形，并累及肾脏，导致肾结石形成，甚至慢性肾功能不全。本病好发于男性及绝经期妇女，男性多于女性，男女之比约为 20∶1。由于痛风是一种慢性疾病，病程可长达数十年以上，并且具有间歇性发作的特点，患者往往对它不够重视，对其危害性也缺乏充分的认识。该病与日常饮食密切相关，像你这种生活方式的人，患痛风的概率会大大增加，所以医生建议你化验血是金玉良言，化验结果如果显示血尿酸增高的话，就要高度重视了，但高尿酸血症还不一定是痛风，一旦出现像你朋友那样的临床症状，就是痛风了。

有些关节疼痛的患者，常以为自己患了风湿性关节炎，于是自行服用抗风湿的中西药消除病痛，也有人喝药酒来除"风湿"，但往往事与愿违，服药酒后疼痛反而加重。近年来，随着人们生活水平的提高和饮食结构的改变，痛风已经发展为一种常见病、多发病。由于一般人对它缺乏认识，甚至少数医生的警惕性也不高，以致长期误诊。因此，遇到急性关节疼痛，要警惕是否患了痛风。

2. "痛风"一词的来源是什么？是如何被发现的？

患者咨询：我患痛风已有 10 余年了，平时会有意识看一些相关的医学书籍，也比较配合医生的治疗，所以病情控制得相对稳定。请问专家："痛风"一词的来源是什么？是如何被发现的？

专家回复：世界各地对痛风记载的文献比较多，其历史可以追溯到公元前 5 世纪。公元前 5 世纪，希波克拉底就对痛风有描述性记载：痛风是一种急性关节肿痛性疾病，特点是来去突然。1270 年"gout"一词首先被欧洲的医师们采用，其含义是"沉积""聚集"。到 1676 年，英国医生 Sydenham（西登哈姆）对痛风作了详细生动的描写，据说他本人就是一名痛风病患者。1679 年荷兰微生物学家 Leeuwenhoek（列文虎克）用显微镜观察到尿酸结晶，但当时还不知道它是什么。1797 年英国化学家 Wollaston（渥拉斯顿）析出尿酸钠盐，尝试研究痛风和尿酸的关系。1848 年现代痛风之父英国人 Garrod（加罗德）测出血中有尿酸存在，开启了生化检验之门，逐渐确立了痛风的独立病名。

痛风是西医学人士根据其症状而命名的，痛风正如其名，就好像只要风一吹就会感觉痛一样；但从另一角度来看，它也正如风吹一般，来得快，去得也快，因此被称为痛风。由于西方历史上许多著名的帝王将相均患有痛风，故痛风又称为"帝王病"，别名"王侯贵族病"。随着越来越多的人乐于追求美食、享受生活，今日的痛风已不再是帝王将相们的专利了，老百姓也会罹患痛风。

3. 什么是尿酸？正常血尿酸值是多少？

患者咨询：上周单位组织职工体检，我验血的结果除了血糖、胆固醇和甘油三酯数值比参考值高以外，尿酸也比较高，我知道自己比较胖，血脂肯定偏高，但让我纳闷的是，不知道为什么会出现尿酸数值偏高。请问专家：什么是尿酸？正常血尿酸值是多少？为什么不同医院之间的血尿酸正常参考值不一样？

专家回复：其实你不用纳闷，你患的是现在比较多见的代谢综合征，血脂、尿酸、血糖可谓是同胞三姐妹，一般体形偏胖的人会陆续出现高脂血症、糖尿病、痛风或高尿酸血症，还有易见的高血压，这些疾病可以不分先后地"光顾"在一个人的身上。尿酸是由碳、氢、氧、氮4种原子组成的有机化合物，是嘌呤代谢终末产物。由于人体的尿酸不能被再分解利用，它对人体没有丝毫的价值，可被视为人体的"垃圾"。一般情况下，尿酸会不断地被肾脏排出，所以不会对人体产生危害。但如果尿酸产生过多，超出了肾脏的排泄功能，或者产生不多但清除能力下降的话，那么"垃圾"就会在体内沉积，造成对人体组织或器官的损伤，导致痛风的形成。

血尿酸正常值为 210 ~ 420μmol/L（< 7mg/dl），血尿酸超过正常值时称高尿酸血症。我国学者调查表明，男性血尿酸正常值为 148.7 ~ 416.4μmol/L，女性为 89.2 ~ 356.9μmol/L。女性的正常参考值比男性低 60 ~ 70μmol/L，在停经期后尿酸值才逐渐上升，并接近成年男性的数值。儿童的正常参考值较低，在 180 ~ 300μmol/L。

不同医院之间的血尿酸正常参考值是有所差别

的，这主要与检测仪器、使用的检测试剂、实验条件等因素相关。你不用在意不同医院设定的参考范围，只需要关注血尿酸水平是否在正常范围内即可。不过我建议，尽量选择在同一家医院复查，以便监测血尿酸水平的变化，根据治疗效果调整用药。

4. 痛风与血尿酸的关系如何?

患者咨询: 听说血尿酸升高容易得痛风，但只有一小部分以后会发展成为痛风。请问专家: 痛风与血尿酸的关系如何? 是不是血尿酸水平越高，将来所患的痛风就会越严重? 为什么我有时痛风发作得很厉害而血尿酸又不高呢?

专家回复: 临床上往往有很多变数，不是一成不变的。痛风是体内嘌呤代谢障碍，血尿酸增高而引起的疾病。一般来说，血尿酸值越高，持续时间越长，痛风发作的可能性越大。高尿酸血症可以说是痛风的前奏，但尚未演变成痛风; 而痛风则必然伴有高尿酸血症。痛风与血尿酸的关系可以从以下几个方面考虑: ①血尿酸值受种族、年龄、性别等诸因素影响，高于同性别正常人平均值 2 个标准差以上应视为高尿酸血症。② 2%～3% 患者呈典型痛风发作而血尿酸并不高。③间歇期或慢性期血尿酸可正常。④血尿酸值与临床症状严重程度不一定平行。所以血中尿酸水平的高低，与所患痛风的严重程度未必是一致的。

5. 什么是高尿酸血症?

患者咨询：上个月家父来探亲，带他去医院体检，结果显示血脂稍微偏高，而尿酸却高了许多，体检报告上写的是高尿酸血症。请问专家：什么是高尿酸血症? 它是怎么引起的?

专家回复：你给老人送的礼物是"体检"，这是时尚的明智之举，也可以说是社会进步的表现。高尿酸血症是指血中尿酸超过正常浓度的一种状态，在该阶段并无临床表现，所以一般不易发现。高尿酸血症的形成分为两类原因：①尿酸生成过多：次黄嘌呤-鸟嘌呤磷酸核苷转移酶（HG-PRT）部分或完全性缺乏，造成 5-磷酸核糖-1-焦磷酸（PRPP）合成酶蓄积，加速了嘌呤合成，导致尿酸生成过多。另外由于PRPP合成酶的活性增强，嘌呤合成增多，也导致了尿酸生成过多。②尿酸排泄减少：与常染色体显性遗传有关，原发性高尿酸血症的遗传变异极大，考虑可能是多基因性的，很多因素都可影响痛风遗传的表现形式，如年龄、性别、饮食等。

没有临床症状的单纯高尿酸血症患者，并不代表他的关节组织或肾脏完全正常而未受到尿酸沉积的影响，只不过是这些尿酸沉积引起的组织损害比较轻微，尚未造成明显的临床症状，无症状的高尿酸血症在人群中的发病率比痛风高很多。因此，定期进行血尿酸的检查和早期的防治是十分重要的。

6. 痛风与高尿酸血症如何区别?

患者咨询： 我是一名教师，近几年的体检报告都说我的血尿酸高，但我又没有什么症状，医生说这是高尿酸血症。请问专家：高尿酸血症与痛风有何区别?

专家回复： 血尿酸过高，超过正常值称之为高尿酸血症。痛风是指在长期高尿酸血症的存在下，导致人体组织与器官发生病变。但高尿酸血症并不等于痛风。可以把高尿酸血症与痛风视为疾病发展过程中的两个不同阶段，两者之间没有严格的界限，很难确定高尿酸血症转变为痛风的具体时间，也无法预测高尿酸血症将来会不会演变为痛风。所以说高尿酸血症与痛风之间，有一定的区别，无根本的区别。

单纯的高尿酸血症没有临床症状，只有血尿酸测定时才能被发现，但这并不等于组织与器官未受到尿酸沉积的影响，只不过这种影响比较轻微，尚未造成明显的临床症状。做血尿酸普查及时发现高尿酸血症，对痛风的早期防治具有十分重要的意义。

血尿酸过高可以说是痛风的前奏，高尿酸血症人群中只有约 10% 左右会得痛风，其余终其一生都可以没有任何痛风症状，故两者不可混为一谈。而且尿酸过高也不一定马上会得痛风，它和尿酸浓度高低及累积时间长短有关，一般而言血尿酸值愈高或持续时间越久，越容易得痛风。尤其血中尿酸持续超过 535μmol/L 者，有 70% ~ 90% 的机会得痛风。但值得指出的是，痛风患者在急性关节炎发作时抽血，少数患者血尿酸值是在正常范围之内的，所以必须请医师正确诊断，以免延误诊断及治疗。这些痛风发作时查血尿酸正常的患者，需以后重复多次查血尿酸，一般而言，会发现血尿酸增高的。有的患者甚至关节炎发作时查血尿酸正常，而在关节炎不发作时查血尿酸升高。有的患者关节炎发作时查几次血尿酸，几次结果有显著不同。这是因为痛风患者血尿酸增高常表现为间歇性的特点，即有时血尿酸升高，有时则正常，所以不能把这种波动性的血尿酸下降误认为是正常状态。一般而言，高尿酸血症如不采取治疗措施是很难自行恢复至正常的，所以不能因为少数几次血尿酸检测正常就放松警惕。

7. 什么是核酸？什么是嘌呤？它们与尿酸有何关系？

患者咨询：我前些日子在体检中查出血尿酸高，

虽然现在没有什么症状，但医生建议我少吃一些海鲜、大鱼大肉等，说那些食物含的核酸、嘌呤高。请问专家：什么是核酸？什么是嘌呤？它们与尿酸有何关系？

专家回复：核酸是细胞的主要成分，它包括去氧核糖核酸（DNA）和核糖核酸（RNA）两种。DNA含量较RNA多，主要存在于细胞核的染色体中。RNA含量较少，主要存在于细胞浆内。核酸在酶的作用下，核酸中连接核苷酸的磷酸二酯键水解断裂产生低级多核苷酸和单核苷酸。各种单核苷酸受细胞内磷酸单脂酶水解成为核苷与磷酸。核苷的进一步分解过程及其产物在各种动物体内略有不同，但是一般都要经过核苷磷酸化酶的反应生成嘌呤碱（腺嘌呤、鸟嘌呤、嘌呤和次黄嘌呤等）与嘧啶碱以及戊糖。

嘌呤是核酸（DNA和RNA）分解代谢后的产物，它主要包括腺嘌呤、鸟嘌呤、黄嘌呤、次黄嘌呤等。其中以腺嘌呤和鸟嘌呤为主。嘌呤主要来自细胞代谢分解的核酸和其他嘌呤类化合物以及食物。腺嘌呤的分解首先是在各种脱氨酶的作用下水解脱去氨基，使腺嘌呤转化成次黄嘌呤，次黄嘌呤可在黄嘌呤氧化酶的作用下生成黄嘌呤。鸟嘌呤的分解在各种脱氨酶的作用下水解脱去氨基，转化成黄嘌呤。黄嘌呤可在黄嘌呤氧化酶的作用下氧化成尿酸。尿酸是嘌呤代谢的最终产物。这就是说这些东西最终都会形成尿酸。

我们在临床上建议无论是高尿酸血症还是痛风的患者都要严格控制饮食，包括一些海鲜、鱼肉、啤酒等，因为这些东西都是富含核酸以及嘌呤的食物。痛风患者，除了药物治疗外，医生都会告诫患者严格控制饮食，尤其是高嘌呤的海鲜、鱼肉等等，这是因为痛风的主要发病原因就是血尿酸的增高，而且尿酸又是人类嘌呤代谢的最终产物。正常人体内的尿酸平均含量是 1 200mg，每人每天可产生并排出尿酸 750mg，主要由肠道和肾脏排出。而大部分的痛风患者的发病机制是肾小管分泌下降，或是重吸收率升高，也就是尿酸的排泄减少或是生成增多。如果嘌呤摄入过高，可使血尿酸浓度升高，就像是一杯水里放了太多的盐一样，就会形成结晶，沉积在身体各个部位，这种结晶体会引起组织的病变和疼痛，特别是沉积在关节所属组织中的时候就会引起剧烈疼痛，这时候就叫痛风。

8. 每日嘌呤生成量是恒定的吗?

患者咨询：我是一名老痛风患者，最近这几年经常参加贵科室举办的"痛风爱心俱乐部"活动，学到了不少有益的东西，通过积极的预防与治疗，痛风控制得很好。请问专家：正常人每日嘌呤生成量是恒定的吗?

专家回复：这是一个比较基础的问题了，也只有"资深"的痛风患者才能问到。正常人体内嘌呤合成与分解的速度通过一定的调节机制，处于稳定的状态，所以每日尿酸生成量相对恒定。人体本身分解代谢所产生的尿酸每日为 600 ~ 700mg，而痛风患者则显著超过这个相对恒定的值，可以高达 2 000 ~ 3 000mg，如果加上摄入的含嘌呤食物分解产生的尿酸，每日尿酸总的生成量会更高，这也是痛风患者要严格控制饮食的原因所在。

9. 哪些人是痛风的高危人群？

患者咨询：我是一位退休的企业高管，上个月被诊断为痛风，周围一些朋友也有不少患这种病的，而且有好多是同时患有高血压或者糖尿病，聚会时不知不觉就会谈到这个令人苦恼的问题，好像这个病与我们这些人特别有缘似的。请问专家：哪些人是痛风的高危人群？痛风的易患因素有哪些？

专家回复：高危人群是医学上的一个术语，是指非常容易患某种疾病的危险人群。你是一位退休的企业高管，这提示两点信息：一是你的年龄较大，二是可能由于以前的工作原因，需要应酬、熬夜等。这两点都是痛风的易患因素，除此之外，还有男性、肥胖、遗传、不良饮食习惯等也是痛风的易患因素。接下来我分别讲一讲这些易患因素。

（1）性别：约95%的痛风发生在男性，尤其是肥胖的中年男性。女性仅占5%左右，绝经期后的女性发病率接近男性。男女出现这种差异的原因主要是女性体内的雌激素能促进尿酸排泄，并有抑制关节炎发作的作用；其次是男性较女性参与社会活动多，饮酒、摄入高嘌呤食物多。

（2）年龄：60岁以上的老人，无论男女及是否肥胖，是易患痛风的高危人群。痛风的发病高峰年龄为40～55岁，平均年龄44.5岁。据统计，有60%以上的患者在这一年龄段中初次发病。随着年龄的增加，机体内分泌代谢功能下降，影响尿酸排泄的疾病增加，若摄入富含嘌呤、蛋白质及能量高的食物过多，就会使体内尿酸生成增加，排出减少，总尿酸增加。年龄越大，发病率越高。近年来国内痛风发病有年轻化的趋势。

（3）肥胖：身体肥胖者痛风的发病率较高。国外报道，痛风患者中，60%～70%是肥胖型，易患痛风的是中年以上的男性肥胖者。青年时期体重增加越高，危险性越大。

（4）遗传：痛风有明显的遗传倾向。据西方学者统计，父亲或母亲患痛风的后代中，痛风发病率为50%～60%，而普通人的痛风发病率仅为0.3%。

（5）饮食：经常超量摄入富含嘌呤、蛋白质、热量的食品及酗酒的人群，痛风的发病率明显增高。据统计，初发病时，宴席不断者约占 30% 以上。常吃火锅的人痛风发病多。火锅的配料不外乎肉类、动物内脏、虾及贝类等，这些食品均富含蛋白、嘌呤，故火锅汤汁中含嘌呤很高。另有统计，吃一次火锅，要比一顿正餐摄入的嘌呤高数倍甚至数十倍。吃火锅常伴饮酒，尤以啤酒、红酒为甚，高嘌呤、高蛋白、高能量，过多的酒精在体内可分解产生大量乳酸，乳酸能阻止肾脏排泄尿酸。有研究证明每人每次饮一瓶啤酒，血尿酸可升高 1 倍。近年来，我国痛风患者人数迅速增加，与生活水平的提高，饮食结构的改变不无关系。

（6）疾病：①糖尿病、高血压、高脂血症、动脉硬化、冠心病、脑血管病等。②肾结石，尤其是多发性肾结石及双侧肾结石。这些疾病都会提高痛风的发病概率。

凡属于以上所列情况中任何一项，均应去医院做有关痛风的实验室检查，以便早发现高尿酸血症与痛风，不要等到已出现典型的临床症状后才去求医。即使首次检查血尿酸正常，也不能轻易排除痛风及高尿酸血症的可能性。以后应定期复查，至少应每年检查两次。

10. 痛风发病率为何呈直线上升趋势?

患者咨询: 我来深圳打拼 10 多年了,患痛风也有 5 年了,均未进行正规治疗,经朋友介绍听过几次"痛风爱心俱乐部"讲座后,对痛风有了初步的认识。医生说痛风随着生活水平的提高,发病率在逐渐上升。请问专家:痛风发病率为何逐年上升?

专家回复: 痛风,是古代至今在欧洲和北美流行最多的疾病之一。近 20 年来欧美的研究表明,痛风的患病率逐年升高。20 世纪 50 年代以后,痛风又肆虐侵袭到东方民族,成为日本、菲律宾等国的盛行病,为世界所关注。以往我国人民生活水平较低,饮食中的动物性食品较少,因而痛风的发病率很低,我国在 1958 年以前仅报道了 25 例。20 世纪 80 年代以来,随着人们生活水平的提高,饮食结构的改变,与痛风发病有关食品(主要是各种动物性食品)在饮食结构中的比重逐渐提高,而动物性食物含较高的嘌呤,这些嘌呤在人体代谢后产生尿酸,因此使得原来少见的痛风发病与日俱增。另一方面,由于医疗条件的改善及医务人员对痛风认识的提高,使以前被漏诊和误诊为风湿性关节炎、类风湿关节炎、丹毒、骨关节炎、结核性关节炎、反应性关节炎的痛风患者能得到及时诊断。至 20 世纪 90 年代,北京、江苏等地有几千例痛风发病报告(漏诊误诊的病例尚未包括在内）。据 2016 年我国流行病学调查表明，我国高尿酸血症患者人数达 1.8 亿，其中痛风患者超过 1 500 万人，而且逐年增加，特别是南方和沿海经济发达地区，高尿酸血症和痛风的患病率较同期国内其他地区高。国内统计 30 岁以上的男性，20% 以上有尿酸过高的情况；而尿酸过高的患者，5% ~ 12% 会发展成为痛风。一般而言，血中尿酸浓度越高，得痛风的概率也就越大。

越来越多的资料表明，痛风不仅盛行于世界各民族之中，且发病率正逐年上升。发病率的高低受环境、地域、饮食习惯、遗传、性别、年龄、职业及疾病等多种因素的影响。

11. 为什么痛风患者越来越年轻?

患者咨询：我今年才 25 岁，前几天和朋友一起喝酒后夜里突然出现左脚踇趾的剧烈肿痛，到医院看急诊，医师诊断为痛风。我的印象中好像是父辈们才会得痛风，有些怀疑医师的诊断，医师说现在很多年轻人也会得这种病。请问专家：为什么越来越多的年轻人患痛风？与生活条件变好有关吗？

专家回复：过去认为痛风西方人多，东方人少；男人多，女人少；老年人多，青年人少。随着经济的发展，生活水平的改善，饮食结构的变化，这种情况正在改变。我国痛风的发病率正在增高，痛风患者的年龄正在年轻化。从职业上看，多见于脑力劳动者。从嗜好上看，喜吃肉、海鲜者，贪杯者及肥胖的人易发病。有资料统计数千痛风患者的初发年龄：1981—1985年平均初发年龄为47.8岁（其中小于40岁发病者占32.0%）；1986—1990年为45.1岁（其中小于40岁发病者占34.1%）；1991—1995年为43.7岁（其中小于40岁发病者占42.3%）；1996—2000年为41.5岁（其中小于40岁发病者占58.3%）。也就是说，在改革开放后的20年时间里，痛风的初发平均年龄下降了6.3岁，不到40岁初发病者增加了26.3%。痛风发病为什么出现明显的年轻化趋向呢？主要有以下原因：

（1）摄入富含嘌呤类食物者迅速增多：随着生活水平的提高，人们的饮食结构发生了明显的变化，尤其是20～40岁的人群，饮食中含高能量、高嘌呤类物质者显著增加。资料显示，此年龄组的痛风患者发病前，90%以上有经常大量饮酒和喜吃肉、动物内脏、海鲜等富含嘌呤类成分食物的习惯。

（2）肥胖者增多：调查表明，在40岁以下的痛风患者中，约85%的人体重超重。近10多年来干部和知识阶层的年轻化、经济收入的迅速增加、社会活动频繁等因素，都促使这一人群食用含嘌呤类成分的食物增加。另外，由于工作繁忙等原因，在40岁以下的痛风人群中，多数人起居不规律，体力活动越来越少，出门坐车者增多，骑自行车、步行者渐少。生活富裕，又缺少足够的体育锻炼，肥胖是必然的趋势。研究结果证实，血尿酸水平与体重指数呈正相关。

（3）与痛风相关的疾病增多：近些年来在年轻人中，痛风的并发症明显增多，如高脂血症、高血压、心血管疾病、糖尿病等。这些疾病和痛风一样也被称作"富贵病"，与饮食结构密切相关。此类疾病往往通过不同机制影响尿酸的代谢。体内甘油三酯的升高除影响嘌呤运转外，还能阻止尿酸从肾脏排泄。高血压、心血管疾病及糖尿病均可使肾脏发生病变，影响尿酸在肾中的滤过及排泄，使体内尿酸水平升高而发生痛风。

目前人们对痛风患者年轻化的趋向重视不够，误诊误治者明显多于 40 岁以上的患者，误诊的时间也远长于老年组的患者。

12. 为什么说痛风"重男轻女"，是现代男性"文明病"？

患者咨询： 半月前，我因为半夜突然出现右脚蹬趾的肿痛难忍而住院，被诊断为痛风，医师说本病多发于男性，典型的"重男轻女"，还开玩笑说我得的是"文明病"，其他人想得还得不上，弄得我哭笑不得。请问专家：为什么说痛风"重男轻女"，是现代男性"文明病"？

专家回复： 那位医师比较幽默，不是拿你开涮，痛风以前还被称作"富贵病""帝王病"呢。现在，随着生活方式和饮食结构的改变，一些疾病"应运而生"，痛风便是其中典型的一种。虽然一般人对痛风这种疾病还不十分熟悉，但是痛风在人群中的发病率却有上升的趋势。说痛风是男性"文明病"，是因为女性体内雌激素能促进尿酸排泄，并有抑制关节炎发作的作用。男性喜饮酒、赴宴，喜食富含嘌呤、蛋白质的食物，使体内尿酸增加，排出减少。所以这种病最容易侵袭男性，男女患者比例可达 20∶1。此外，脑力劳动者、中老年人、肥胖者也比较容易患这种病。

13. 为什么说痛风是一种"富贵病"？

患者咨询： 单位的一名同事最近得了痛风，大家都取笑他得了"富贵病"。请问专家：为什么说痛风是一种"富贵病"？

专家回复： 社会上流行痛风是一种"富贵病"的说法有其一定的道理。自古以来，痛风都好发于帝王将相和达官显贵。例如圣罗马皇帝查尔斯五世和其子西班牙菲利普二世均患痛风，并因病致残。在法国和英国皇家的历史上，有多位帝王患有痛风，其中有两位帝王因严重痛风不能执政或继位，数年就死于痛风。所以也有人称痛风为"帝王病"。以现代医学解释其原因，可能与生活环境和家族遗传有关。而在战争年代与饥荒蔓延的岁月，痛风发病人数明显下降。

从职业上看，痛风多见于脑力劳动者，并常被认为是较高社会阶层和经济富裕阶层的疾病。肥胖的人、多食美味佳肴和营养过剩者好发，所以痛风的发病与生活水平密切相关。以往我国人民生活水平较低，饮食中的动物性食品较少，因而痛风的患病率较低。随着人民生活水平的提高，与痛风发病有关的食品（主要是各种动物性食品）在饮食结构中的比重逐渐提高，使得原来少见的痛风患病与日俱增。当然，不是说富贵之人必患痛风。因为在痛风的发病原因中，遗传因素也起很重要的作用。遗传是个基础，而营养过剩是个促发疾病的条件，两者相结合引起痛风的发生。总之痛风的发病以生活富裕者居多，所以它也素有"富贵病"之称，但随着时代的进步，痛风已不再是富人的专利，而是一种现代人常见的"文明病"。

14. 为什么说痛风爱找"工作狂"？

患者咨询：我经营着一家自己的公司，常常加班加点地工作，是个典型的"工作狂"，所以生意做得还不错。可是一个月前突然出现左足踝关节肿胀疼痛，去医院化验显示血尿酸很高，医师说是痛风，还说像我这样的"工作狂"容易得这种病，我也寻思是工作累的。请问专家：为什么说痛风爱找"工作狂"?

专家回复：你这种想法也没错，在某种程度上也可以说痛风是工作累的。痛风是一种遗传代谢性疾病，家族中若有痛风患者，则本人患痛风的可能性就大。但一些后天的内外因素对痛风的发生也有影响。

引起痛风发作的"罪魁祸首"有哪些？研究表明，它们依次是疲劳过度、饮食不调、饮酒过量、受凉感冒、关节外伤、过度运动。因此，远离痛风，关键要注意休息，调整饮食。

痛风患者中，老板、老总居多。他们工作忙，压力大，起居不规律，每天睡眠时间短，又没有时间进行体育锻炼。这类人一定要警惕，不要被工作牵着鼻子走。当工作威胁到健康时，一定要推掉不必要的应酬甚至工作，把时间留给自己。生活中要张弛有度，劳逸结合，避免过度劳累。

15. 瘦人会得痛风吗?

患者咨询：上个月体检显示血尿酸偏高，医师说我应该提前预防痛风的发作。据我所知，痛风与肥胖有很大关系，而我的体重比正常体重还略轻些，有点怀疑医师的话。请问专家：瘦人会得痛风吗？

专家回复：人的胖瘦是以标准体重为依据的，标准体重可按以下简易公式计算：标准体重（千克）=身高（厘米）–105。体重超过标准体重的20%可定为肥胖症，体重超过标准体重的10%又不到20%者称为超重。

痛风多见于肥胖或超重者，但有一部分较瘦的人也会得痛风病。实际上，在患痛风病的人群中，有70%以上超过标准体重，20%~25%体重基本正常，5%~10%低于标准体重，属于瘦人范畴。瘦人患痛风的原因可能与遗传因素、饮食及某些慢性疾病有关。瘦人痛风患者通常发病年龄比较小，约在20岁左右，一般是男性患者居多。在临床上体形偏瘦的痛风患者大多数有痛风家族史。所以，痛风不只是肥胖人易得，瘦人也可能出现痛风，只不过胖人能量更容易过剩，发病的概率高于瘦人。

16. 运动员易患痛风吗？

患者咨询：我是一名田径运动员，前几天在训练后的晚上突然脚趾关节疼痛，又红又肿，还以为是运动损伤，经医生检查后，说这是痛风发作。我以前曾经听说过这种病，现在不只是我，教练也得了痛风，他以前也是一名运动员。请问专家：运动员易患痛风吗？

专家回复：由于运动员长期的高营养饮食（高蛋白、高脂肪、高嘌呤食物），会使体内产生大量尿酸，从不同角度使血尿酸代谢发生紊乱，血尿酸的产生远远大过肾脏的排泄负荷，造成尿酸在体内的堆积，过多尿酸钠结晶在受损的关节软骨或滑膜处析出、沉淀、堆积，导致关节滑膜及周围软组织的炎症反应，关节剧烈疼痛，此系痛风之主要根源。另外，在训练过程中，经常会损伤关节肌肉，外伤也常常是痛风的诱因。同时，高强度的训练或比赛，大量出汗，水分又得不到及时补充而使血液浓缩，血尿酸相对升高而诱发痛风。所以，运动员中高尿酸血症及痛风发病率明显高过普通人。

17. 什么是痛风的"六高一低"？

患者咨询：我患痛风有些年头了，也吃了不少苦头。不仅如此，最近又查出并发了与痛风有密切关系的疾病——糖尿病和高脂血症，使我身体的状况雪上加霜。在以"生活奔小康，痛风更要防"为主题的"痛风爱心俱乐部"系列活动讲座上，听到痛风有"六高一低"。请问专家：什么是痛风的"六高一低"？

专家回复：体恤患者疾苦是医者的天职，能为患者指点迷津也是幸福之事。改革开放以后，随着社会经济的发展，人们生活水平的提高，饮食结构的改变，生活节奏的加快，痛风也从过去的"帝王将相府""刮"到了"寻常百姓家"。据初步调查，在45岁以上的干部、知识分子中，痛风患者已达2%左右。痛风多发生于40～60岁的男性，他们生活富裕，大腹便便，事业有成，疲于应酬，在享用美酒佳肴、吃喝玩乐之后容易诱发。痛风往往与高血压、糖尿病、高脂血症是"亲兄弟"，且同时多伴有高黏血症。

痛风反复发作，缠绵难愈，如果长期得不到合理有效的治疗，则尿酸盐结晶沉积在关节内和组织中，形成痛风石、痛风性肾病（简称痛风肾）等，甚至危及生命。据有关报道，近年来，我国城市医院住院的痛风及痛风肾患者人数正在直线上升，而且南方的上升趋势比北方更为明显，已成为我国一种较为常见的疾病。痛风伴有显著肾损害者占41%，25%死于肾衰竭，痛风肾是痛风致死的首要原因。所以，痛风患者往往有"六高一低"：即高尿酸、高血压、高血糖、高脂血症、高黏血症、高体重及肾功能低下。

18. 痛风与哪些疾病密切相关?

患者咨询: 听了贵科室举办的健康讲座后，我觉得自己以后患痛风的概率很大，除了遗传以外，还与饮食有关，从今天开始，我就要注意饮食了。但我父亲除了痛风之外，还有高脂血症、糖尿病。请问专家：是不是得了痛风之后，更容易患这些病？痛风与哪些疾病密切相关？

专家回复：你不要有太大的心理负担，合理的饮食结构调整可以很大程度上避免痛风的发作。其实就像你所描述的一样，这几种病确实是"亲密战友"，患了其中一种病，其他的病也会接踵而来。临床上把同时具有肥胖、高血压、高脂血症、胰岛素抵抗及高尿酸血症等症的一系列综合征称为代谢综合征。痛风与以下 5 种疾病密切相关：

（1）肥胖：50% 以上的痛风患者体重超标，并且人体表面积越大，血清尿酸水平越高。肥胖者减轻体重后，血尿酸水平可以下降。这说明长期摄入过多和体重超重与血尿酸水平的持续升高有关。

（2）高脂血症：60%～84% 的痛风患者有高甘油三酯血症，个别有高胆固醇血症。痛风患者为了减轻病情，应减轻体重，达到生理体重标准，适当控制饮食，改善高脂血症。

（3）糖尿病：2 型糖尿病合并高尿酸血症很常见，约占 25%，持续高血糖加重肾功能损害，导致尿酸排泄减少，使血尿酸升高；血尿酸水平过高导致糖耐量异常和 2 型糖尿病的发病危险增加 78%。肥胖、糖尿病、痛风已成为现代社会的三联"杀手"。

（4）高血压：25%～50%的痛风患者伴有高血压。痛风在高血压患者中的发病率为12%～20%，未经治疗的高血压患者中，血尿酸增高者约占58%。

（5）动脉硬化：痛风患者易合并心、脑动脉硬化，从而发生冠心病、脑梗死。

19. 痛风患者易患糖尿病吗？

患者咨询：我周围的一些朋友，在患痛风的同时又得了糖尿病。我也是一名痛风患者，虽然近2年控制得很好，但我仍担心自己会患糖尿病。请问专家：痛风患者易患糖尿病吗？其原因是什么？

专家回复：临床上确实如此，痛风患者易患糖尿病。糖尿病和痛风并发的关系，早在200年以前就已经被人们发现了，但是一直不够重视。近年来，两者之间的相关关系才重新引起人们的重视，并正在对此进行新的研究。

相较于一般正常人，痛风患者发生糖尿病的概率大约为其2倍。有人统计105例高尿酸血症患者中，合并糖尿病者17人，占16.19%，而同年龄组的207例正常人中仅有20人合并糖尿病，占9.66%。前者糖尿病的发生率约为后者的2倍。

痛风易患糖尿病的原因也与遗传缺陷、肥胖、营养过剩、不喜运动等有直接的关系。糖尿病有胰岛素依赖型和非胰岛素依赖型,其中与痛风相关的是非胰岛素依赖型。这种类型的糖尿病,虽然其遗传背景也扮演着重要的角色,但同时也受过饱(吃得过多)、肥胖、运动量不足等后天因素的影响。

20. 痛风患者易患高血压吗?

患者咨询:我今年45岁,前段时间在一次同学聚会后,突发了脚踝肿痛,不能行走,被诊断为痛风,现在又被诊断为高血压,心情更沮丧。请问专家:痛风患者易患高血压吗?

专家回复:痛风患者合并高血压在临床上屡见不鲜。痛风患者大多较为肥胖,体内蓄积过多的脂肪容易使动脉硬化而引起高血压;且由于痛风患者日常饮食上偏向于摄取高脂肪、高热量食物,因此体内的中性脂肪(即甘油三酯)含量都相当高,胆固醇值通常也都超过正常标准,因此痛风患者也是高血压的多发群体之一。

原发性高血压病患者患痛风的概率比正常人可增加数十倍。高血压患者中,30%以上血尿酸升高;血压越高,血压升高持续时间越长,合并心、脑、肾等病越多,痛风及高尿酸血症发病率越高。患高血压时,肾动脉硬化、血管阻力增加、有效循环量减少、肾小管变性,造成肾小球滤过下降、肾小管分泌减少，是血尿酸增高的基本原因。

21. 痛风患者易患高脂血症吗？

患者咨询： 我今年 40 岁，患痛风已有 4 年了，这次单位体检，发现血脂升高。请问专家：痛风患者易患高脂血症吗？

专家回复： 研究资料显示，血尿酸水平与甘油三酯呈正相关，与胆固醇无相关性。据调查，60% ~ 84% 的痛风患者甘油三酯增高。甘油三酯能阻止肾小管排泄尿酸，使血尿酸升高而发生痛风。

当人们患了痛风以后，高密度脂蛋白会减少，容易引起动脉硬化。这样一来，痛风和高脂血症患者就会增加发生心绞痛、心肌梗死等缺血性心脏病的风险。

22. 痛风患者易患冠心病吗？

患者咨询： 我父亲患痛风多年，且患有高血压、高脂血症等多种疾病。在最近一次痛风急性发作时诱发了急性心肌梗死，终因抢救无效而去世，全家人都陷入悲痛之中。听主管医生说，尿酸高也是心血管疾病的一个独立危险因素。请问专家：是这样吗？痛风患者易患冠心病吗？

专家回复：首先，望你节哀珍重。最新的统计资料表明，痛风患者合并冠心病的发病率是非痛风患者的 2 倍。其原因是，尿酸盐可直接沉积于动脉血管壁，损伤动脉内膜，刺激血管内皮细胞增生，诱发血脂在动脉管壁沉积而引起动脉硬化。所以，高尿酸血症应被视为容易导致动脉硬化及冠心病的危险因素之一。痛风患者的心脏血管容易发生动脉硬化的情形，导致血液无法充分送达心脏，血液循环功能不良，引起心绞痛、心肌梗死等心脏病的概率就特别高，尤其是原本就患有高脂血症的痛风患者，更是容易发生各种心脏疾病。

综上所述，痛风患者容易并发肥胖症、糖尿病、高脂血症、高血压，而这些病又进一步加速动脉硬化的发展，提高并发冠心病的概率。

23. 痛风患者易并发骨质疏松症吗？

患者咨询：我是一名痛风患者，今年 60 岁，经过你的治疗，病情控制得不错。前几天去医院抽血检查提示血钙降低。请问专家：像我这样的老年人，痛风易并发骨质疏松症吗？

专家回复：这的确是老年痛风患者比较关心的一个问题，尿酸盐结晶对关节局部的骨质和关节附属组织造成损害，即形成痛风性关节炎，一般不引起全身性骨质疏松，也不会直接引起骨折。但下列 3 种情况下，痛风患者可发生骨质疏松症：

（1）年龄较大的痛风患者，尤其是 60 岁以上者，易发生老年性骨质疏松症。

（2）痛风造成了肾脏损害，即尿酸性肾病，使肾功能受损，肾脏合成双羟维生素 D 的能力下降，因而影响了肠道钙的吸收，血钙下降。为了维持血钙的正常，骨中的钙释放入血中，于是造成骨脱钙和骨质疏松，临床上称之为肾性骨病。

（3）痛风患者如果关节炎已导致关节畸形和活动障碍，经常卧床不起，则可由于活动减少而造成失用性骨质疏松。这种情况造成的骨质疏松一旦恢复正常体力活动，就可逐渐复原，而前面两种情况造成的骨质疏松较难纠正。

无论哪种原因造成的骨质疏松症，都容易引起骨折。因此，对有骨质疏松的痛风患者，尤其是年龄较大者，应注意自我保护，尽量避免跌跤、碰撞及挤压有病的骨骼及关节，并及时采取有效的治疗措施，以尽可能使骨质疏松状态得到恢复与改善。

24. 痛风对性功能有影响吗？

患者咨询：我是一位律师，最近患了痛风，积极配合医生治疗，控制得还可以。讲座里提到痛风有"六

高一低"，容易发生肾功能低下，我比较关心男人的
"性福"问题。请问专家：痛风对性功能有影响吗？

专家回复："性福"问题，关系到家庭的稳定与和谐。在一般情况下，痛风对性功能没有什么影响，这一点与糖尿病患者有明显的区别。在男性糖尿病患者中，发生阳痿与性欲减退者十分常见，而痛风及高尿酸血症患者发生阳痿者则比较少见。这是因为糖尿病往往有神经病变，当神经受到损害时，患者就会发生阳痿。而高尿酸血症对神经组织并无明显的直接损害，故一般不发生阳痿。血尿酸对性腺的功能亦无抑制作用，故不影响生育能力。由于痛风患者多为中老年患者，衰老本身对性功能就可能有一定的影响，因此痛风对性功能的影响很难得出一个肯定的结论。不过，痛风日久，反复发作，容易发生肾功能损害，势必会影响到性能力。所以，还是及早诊治，防患于未然。

25. 患痛风是否影响寿命？

患者咨询：我患痛风有 5 年了，反复发作过 10 多次，服用药物后症状很快就缓解了。前几天听说一个朋友患痛风住院了，接着被诊断为痛风引起的肾衰竭，病情很严重，可能快不行了，这让我很害怕。请问专家：患痛风是否影响寿命？我会不会像他一样得肾衰竭？

　　专家回复：你不必过于紧张，一般情况下，患痛风后如果能认真进行治疗，并加强自我保健，使血尿酸长期稳定在正常范围内，并避免痛风性关节炎的急性发作，不出现痛风石和肾脏损害，则完全可以带病延年，享受和正常人一样的寿限和生活。你的朋友得肾衰竭是因为他没能很好地控制病情。如果痛风患者出现下列情况，则会使寿命缩短：①长期血尿酸高于正常，并出现痛风石，尤其是多个痛风石及发生破溃，引起肾脏损害及肾功能减退。②痛风性关节炎频繁发作，关节已发生畸形及功能障碍，影响正常活动，患者长期卧床。③伴有高血压、高脂血症、动脉硬化、冠心病及糖尿病等情况。

　　一般来说，得了痛风病有 5 年以上，就应警惕肾脏损害，时间越长，损害的可能性越大。鉴于以上情况，你应当高度重视你的病情，要时刻警惕，坚持合理的治疗，定期复诊，注意日常饮食结构的调整，防患于未然。

26. 痛风的预后如何？

　　患者咨询：我老公才 36 岁，有痛风病史已 10 年了，控制得又不十分理想，很担心出现并发症，为幸福的家庭蒙上阴影，特别担心他的预后问题。请问专家：痛风的预后如何？

专家回复：我们平时很少和痛风患者提到预后问题，因为这个病基本很少直接引起死亡。不过你的担心也不无道理，因为这个病毕竟还是能够引起譬如肾衰竭这样严重的并发症的。这个病如果长期没有很好地控制饮食，没有采取降尿酸治疗，任其发展下去，确实也比较危险，到后期可以出现肾结石，重则导致肾功能异常乃至肾衰竭，这是影响预后的关键所在。另外，如果高尿酸血症未能得到有效的控制，患者还会出现高血压、高脂血症及高血糖等一系列的代谢问题，而这一系列的疾病要比痛风本身的预后要危险得多，这几个疾病往往是捆绑在一起的，一旦出现一个，其他几个可接踵而来，这些疾病均可以引起心、脑、肾的严重病变，从而导致预后不良。

27. 痛风患者主要的死亡原因是什么？

患者咨询：我患痛风 10 多年了，吃了不少苦头。我平时还以为这个病没什么大不了的呢，所以也未注意对生活、饮食的节制。听了你的解释，我觉得是应当好好调整一下了，对这个病应该引起高度重视。请问专家：痛风患者主要的死亡原因是什么？

专家回复：我的解释能够引起你的重视，让我感到很欣慰。一般来说，单纯的高尿酸血症及一般的痛风性关节炎发作，本身不会直接造成患者死亡。但下列 4 种情况则是引起痛风患者死亡的主要原因：

（1）痛风造成肾脏病变，肾功能受到损害，最后发展为慢性肾衰竭和尿毒症致死，占死亡原因的 20%～30%。极少数痛风患者在痛风急性发作时血尿酸明显升高，可在短期内发生急性肾衰竭而导致死亡。

（2）皮肤的痛风石破溃后未及时采取治疗措施，又不注意清洁卫生，结果造成细菌感染，蔓延到血内引起菌血症和败血症而致死，这种情况也十分少见。

（3）痛风性肾结石或肾盂积水、膀胱结石等容易引起顽固性泌尿系统感染，尤其是肾盂肾炎。有时会由于未及时、彻底治疗，从而引起坏死性肾乳头炎、败血症等。

（4）痛风并存的一些疾病如高血压、动脉硬化、冠心病、糖尿病等也是重要的死亡原因，例如脑血管意外（脑卒中）、心肌梗死、心力衰竭、致命性心律失常以及糖尿病引起的一些急、慢性并发症等。这些并存的疾病在痛风患者的死亡原因中占有一定的比例。因此，除积极治疗痛风外，应高度重视对这些并存疾病的防治，这可使痛风患者的死亡率大大降低。

28. 痛风是否可以根治？

患者咨询：我是一名公务员，已经得痛风 5 年多了，每次痛风发作起来都很痛苦，经过治疗后症状消失，但一段时间后，还会再发作，医生告诉我无法根治，但外面经常有广告说痛风是可以根治的。请问专家：痛风是否可以根治？是一种终身疾病吗？

专家回复：你这个问题问得很好，现在的确是有一些广告和网络言论在吹嘘痛风被攻克了，某类药品是可以根治痛风的，使很多患者上当受骗，贻误了病情，有一些还造成了严重后果。其实以目前的医疗水平来说，痛风和糖尿病一样，是一种终身性的代谢性疾病，目前尚不能被根治。痛风虽然无法根治，但其间歇性发作的特点，决定了它并不像糖尿病那样可在较短时期内出现各种严重的并发症，一般痛风的间歇期越长，对身体的损害越小；间歇期越短，发作越频繁，对身体的损害就越大。因此，痛风虽然无法根治，但并不可怕，应该到正规医院的风湿病科或痛风专科诊治，这样走的弯路要少一些。通过正确的治疗、积极有效的预防是完全可以减少痛风的发作，减轻患者的痛苦，提高生活质量的。

不过，随着新型降尿酸药物的研制成功，有些专家提出，只要合理规范用药，痛风在不久的将来，将有望被"治愈"。甚至有些积极乐观的专家称痛风为"可治愈的、疑难的关节炎"。让我们一起期待，希望痛风被"治愈"的那一天早点到来。

第二章
了解痛风成因

　　痛风的病因是什么呢？痛风的直接原因是高尿酸血症，它是痛风最重要的生化基础。尿酸是嘌呤代谢的终末产物，正常人每天都会产生尿酸，如果生成速率与排出率相当，则血尿酸值能保持恒定状态；如果摄入富含嘌呤的食物增多，或因酶缺陷等原因而合成增加，或因肾脏排出减少，则可造成高尿酸血症。

　　本病根据血中尿酸增高原因可分为原发性和继发性两大类。原发性痛风的病因，除少数由于先天性嘌呤代谢紊乱所致属遗传性疾病外，大多数尚未阐明。继发性痛风可由肾脏病、白血病、药物等多种原因引起。

1. 中医对痛风的病因有何认识？

　　患者咨询：我今年 28 岁，上个月被确诊为痛风，听说西医对它的病因与发病机制还不十分清楚。请问专家：中医对痛风的病因有何认识？

　　专家回复：在中医医学史上，"痛风"作为病名出现的时间也是比较早的。金元时期的医学家朱丹溪，在他的著作《格致余论》里就有一篇叫作"痛风论"。中医学认为痛风的病因，可分为内因、外因和诱因三个方面。

（1）内因：主要是先天禀赋不足和正气亏虚。禀赋不足，肝肾亏损，精血不足则筋骨经脉失养，或肾司二便功能失调，湿浊内聚，流注关节、肌肉，闭阻经脉，均可形成痹痛；禀赋不足，阴阳失衡则累及其他脏腑，主要累及于脾，使之运化失调，尤其对厚味、酒食运化不及，致痰浊内生，凝滞于关节，或化源不足，气血无以充养关节经脉，亦可导致痹证。正气亏虚，可为素体虚弱，亦可由其他疾病内耗，产后气血不足，或劳倦、饮食、情志所伤，或过服某些化学药品内伤元气所致。正气亏虚，一则筋骨经脉失养，二则无力抵御外邪。以上内因，再遇外因和诱因相加，则经脉闭阻，气血运行不畅而发为本病。

（2）外因：主要是感受风、寒、湿、热之邪。由于居处潮湿，劳作环境湿冷，或水中作业，或冒雨涉水，或阴雨、暑湿天气缠绵，或汗出当风、汗出入水中等原因，在正气不足，卫外不固之时，风寒湿邪，或风湿之邪，或寒湿之邪，或风湿热邪，或湿热之邪，即可入侵人体经脉，留着于肢体、筋骨、关节之间，闭阻不通，发为本病。由于感邪不同，或邪气偏胜而形成不同的、相应的痹证。此外，风寒湿邪所致的痹证久痹不愈，郁久化热，亦可转化为风湿热痹或湿热痹证。

（3）诱因：主要是在正虚邪侵，或邪滞经脉之时，复加过度劳累，七情所伤，内耗正气；或饮食不节，酗酒厚味，损伤脾胃，内生痰浊愈甚；或复感外伤，或手术，或关节损伤等，均可加重经脉痹阻，气血运行不畅而诱发本病。

但是，临床实践中，约50%痛风患者没有发作诱因，另外50%则因某些因素引起发作，其中以啤酒最为常见（占60%），其次为海产品（占18%），内脏食物（占14%），其余为受冷、劳累、创伤或精神刺激等。

2. 中医对痛风的病机有何认识？

患者咨询：通过了解中医对痛风病因的认识，我感觉到中医讲得比较形象、直观，又朴素、亲切，就像每日生活中所感受到的。请问专家：中医对痛风的病机有何认识？

专家回复：中医认为形成原发性痛风的主要病机在于脾、肾功能失调。脾之运化功能减低，则痰浊内生；肾司二便功能失调，则湿浊排泄缓慢量少，以致痰浊内聚，此时感受风寒湿热之邪、劳倦过度、七情所伤，或酗酒食伤，或关节外伤等则加重，并促使痰浊流注关节、肌肉、骨骼，气血运行不畅而形成痹痛，亦即痛风性关节炎。先天不足，正气亏虚，经脉失养；或湿浊排泄缓少，流滞经脉；或脾运失司，痰浊凝滞关节；或感受外邪，邪痹经脉，气血运行不畅。以上因素均致关节、筋骨、肌肉疼痛、肿胀、红热、麻木、重着、屈伸不利而形成本病。久病不愈则血脉瘀阻，津液凝聚，痰浊瘀血痹阻经络而关节肿大、畸形、僵硬，关节周围瘀斑、结节，并且内损脏腑，可并发有关脏腑病症，则病情复杂而严重。本病的性质是本虚标实，以肝肾亏虚、脾运失调为本，后及他脏，以风寒湿热、痰浊、瘀血痹阻经脉为标。

3. 为什么岭南地区痛风发病率较高？

患者咨询：我是深圳的一位痛风患者，经常去医院看病，发现和我一样患痛风的患者很多，在医院的宣传栏里看到有介绍与痛风相关的科普知识，其中提到岭南地区是痛风的高发地区。请问专家：为什么岭南地区痛风发病率较高？

专家回复：这主要与两个原因有关，一方面是地理气候原因，另一方面可能与饮食习惯有关。岭南，即五岭以南，包括现今的广东、海南及广西东部地区，位于祖国最南方，濒临南海，受海洋暖湿气流影响，故全年气温较高，雨量比较充沛，雨季持续时间也较长，河流水网发达，雨湿较盛。所以，天暑下逼，地湿上蒸，在外界环境中湿热合化已盛，尤易发生湿热致病。岭南炎热多湿的气候、地理环境直接和间接地影响着人的体质，使其多形成阳热型、脾湿型和气阴两虚型的体质特点。且人们喜食生猛海鲜阴柔之品，常贪凉饮冷，致脾胃内伤，湿浊内生。湿浊蕴久，内生湿热，与外之湿热气候相合，则易导致湿热内蕴。湿热蕴久则生瘀，致瘀血阻络，痹阻关节。如湿瘀之热煎阴耗液，则成砂石；湿热夹瘀，缠绵难愈，病久必虚，"久必及肾"，致肾之气阴不足，肾络痹阻。可见，岭南地域特殊的气候因素、地理环境、饮食结构及人群体质状况使该地区痛风、痛风肾的发病率较高，且以湿热夹瘀、内蕴肾络，本虚标实、虚实夹杂型为多见。

我们无法对地理、气候因素进行改变，但可以改变平时的居住环境，要注意保持清洁干燥；另一方面，要注意饮食结构的调整，特别是像海鲜等高嘌呤食物要有节制，这样才会减少痛风的发作。

4. 西医认为痛风的病因是什么？有什么发作的诱因呢？

患者咨询：我患痛风多年了，每次到医院就诊，医生都会叫我做尿酸的检查。请问专家：痛风的发作诱因及病因是什么？

专家回复：中医是国学精华，对痛风的认识历史悠久，所以以此解释岭南的发病率高更为合理。但到医院后，对这个病的确诊是要依靠西医的化验检查。西医对痛风的认识基本如下：痛风的直接原因是高尿酸血症。正常人每天产生尿酸，如果生成速率与排出率相当，则血尿酸值能保持恒定状态，否则可造成高尿酸血症。有关高尿酸血症的病因与分类，可大致分为产生过多型的代谢性原因（10%）与排泄不良型的肾脏性原因（90%）。血中尿酸绝大部分以尿酸钠离子形式存在，生理状态下，尿酸钠的饱和度男性为416μmol/L，女性为357μmol/L，超过此值将因过饱和而析出结晶。痛风的关节病变、痛风石及痛风肾等大多数临床表现均系尿酸钠结晶沉积相应组织所引起。在某些诱发条件下，如损伤、局部温度降低、局部血液 pH 值降低、疲劳、酗酒、进食高嘌呤食物等，则尿酸易以结晶的形式沉积在关节及其周围组织。尿酸盐结晶有白细胞趋化性，在白细胞吞噬尿酸盐结晶后，释放水解酶和多种炎症因子，导致急性炎症，出现痛风的急性发作。

约 50% 痛风患者没有发作诱因，另外 50% 则因某些因素引起发作。痛风的发病诱因主要是暴饮暴食，尤其是大量食用富含嘌呤的食物，即高嘌呤饮食后引起痛风关节炎的急性发作。诱发痛风的食物种类有明显的地区差异，这主要与各地的饮食习惯不同有关。如广东地区常见大量进食动物内脏、蟹、虾、狮子头，过度饮酒尤其是饮啤酒后引起痛风发作。还有人常在会餐之后当夜发病。不管食物中嘌呤含量的多少，适度进食才能减少痛风的发作。当然嘌呤含量高的食物更应加以严格控制。

其他诱因包括酗酒、创伤、外科手术、过度疲劳、精神紧张、受寒、服用某些药物（包括长期应用利尿药、水杨酸类药物以及降尿酸药物使用之初等）、食物过敏、饥饿、感染、穿鞋紧、走路多等。

5. 痛风是如何发生的?

患者咨询：我是一家公司的业务经理，虽然每年的体检报告上都说血尿酸偏高，但由于平时工作比较忙，应酬较多，又没有什么症状，所以也没有当回事。前些日子半夜突然出现右脚大脚趾疼痛，疼得路都走不了了，去医院一检查，医生说这是痛风。请问专家：血尿酸偏高都会发生痛风吗？痛风是如何发生的？

专家回复：你这个问题很好，也是许多痛风患者想了解的。痛风的发生主要与高尿酸血症有关，尿酸来自体内细胞的正常分解和高嘌呤食物的摄入，体内尿酸主要经肾脏排泄。引起血尿酸增高的原因主要有以下3个方面：①体内尿酸生成增多。②肾功能不全，肾脏排泄尿酸减少。③生成增多与排泄减少二者兼而有之。

尿酸是人体内嘌呤代谢的最终产物。体内的嘌呤可以来自食物分解或是体内自行合成，大部分嘌呤在肝脏氧化代谢后变成尿酸，再由肾脏和肠道排出。体内的尿酸每日的生产量和排泄量大致是相等的，生成途径是1/3由食物而来，2/3由体内自行合成；排泄途径则是1/3由肠道排出，2/3从肾脏排泄。上述各种途径只要有任何一方面出问题，尿酸代谢就会失去平衡，就会使尿酸堆积在体内，导致血中尿酸值升高，这就是所谓的高尿酸血症。高尿酸血症是痛风的生化标志。

血浆中的尿酸均以单尿酸盐形式存在。尿酸盐的溶解度很低，当血液pH值为7.4时，尿酸钠的溶解度为420μmol/L，当血浆尿酸达此浓度时则呈饱和状态，如高于此浓度且持久不降时，再遇下列情况则可形成微小的尿酸钠结晶：①血浆白蛋白及α1球蛋白、α2球蛋白减少。②局部pH值降低。③局部温度降低。尿酸盐结晶较易沉积在血管较少、基质中黏多糖含量较丰富的结缔组织、软骨和关节腔内。微小的尿酸钠结晶表面可吸附免疫球蛋白（IgG），并在补体的参与下诱发含有Fc受体的中性粒细胞的吞噬作用。晶体被吞噬后可促使粒细胞膜破裂，结果释出各种炎症介质，如趋化因子、溶酶体和胞浆内的各种酶，最后导致组织发生炎性反应，引起痛风性关节炎发作。

6. 痛风会遗传吗?

患者咨询：我的父亲患痛风有 10 多年了，一直反复发作，非常痛苦。我今年 30 多岁，体形偏胖，非常担心有一天这个病也会发生在自己身上。请问专家：痛风会遗传吗?

专家回复：你的担心不无道理。痛风会不会遗传，这是人们十分关心的一个问题。痛风的家族发生率在美国一般报道为 6% ~ 18%，但可能远高于此。在痛风患者的无症状血统亲属中，约有 25% 的人患有高尿酸血症。国内，痛风有家族史者占 5% ~ 10%。血液中尿酸的浓度取决于尿酸盐的生成和排出之间的平衡。其中任何一个环节发生异常，都会导致高尿酸血症的发生。研究发现，这些异常与体内缺乏某些酶有关，而这些酶的缺乏，同遗传方面的因素有密切的关系。不过，痛风患病有一些呈家族性表现，不一定都是遗传引起，有一部分是因为生活在同一个地区或家庭，有相似的饮食习惯，所以会导致一个家族多人患病的可能，如果能够及时改变饮食习惯、调整饮食结构，这种现象是可以避免的。所以现在还不能说你父亲的痛风就会遗传到你的身上，最好现在开始调整饮食结构，防患于未然。

7. 饮酒对痛风的危害有哪些?

患者咨询：今年 3 月份，我因为右脚踇趾突然出现剧烈疼痛到医院就诊，被诊断为痛风，当时经过治疗后就好了。医生告诉我不能喝酒，可我平时因为工作原因经常在外，很难做到戒酒。请问专家：饮酒对痛风的危害有哪些？饮少量酒可以吗？

专家回复：很多人同你一样，经常会因为工作等原因在外就餐，朋友在一起免不了会开怀畅饮几杯，但恰恰由于这个原因，使像你一样的人成了痛风的高危人群。长期大量饮酒对痛风患者危害有三：①酒精可导致血尿酸增高和血乳酸增高，对尿酸排出有抑制作用，从而可诱发痛风性关节炎急性发作。②乙醇能促进腺嘌呤核苷酸转化而使尿酸增多。③饮酒时常进食较多高蛋白、高脂肪、高嘌呤食物，经消化吸收后血中嘌呤成分也增加，经过体内代谢，导致血尿酸水平增高，可诱发痛风性关节炎急性发作。

你提到少量饮酒，其实如果能够严格控制倒是可行的，只是看少到什么程度，一般情况下，在痛风的稳定期间，偶尔饮少量红酒是可以的，这样还有利于改善血液循环，预防心脑血管疾病和疼痛发作。

8. 血尿酸增高就是痛风吗?

患者咨询: 我化验结果显示血尿酸升高,单位有几位同事都患了痛风,发起病来非常痛苦,整天要戒这戒那的,许多东西都不能吃,听说也是尿酸升高导致的,因此想咨询一下这方面的问题。请问专家:血尿酸增高就是痛风吗?

专家回复: 你的那几位患痛风的同事,血尿酸肯定曾经升高过,但不必过于担心,因为高尿酸血症和痛风还不能画等号。血中尿酸的增高,可以有助痛风的诊断。但应该注意到影响血尿酸增高的其他因素,如进食高热量、高嘌呤的饮食、饥饿及饮酒、应用噻嗪类及氨苯蝶啶等利尿剂、小剂量阿司匹林药物等,都能使血中尿酸增高,故不能"一次定终身",即一次血尿酸值增高就诊断患了痛风。其实,即使血中尿酸增高,也可为无症状性高尿酸血症,这种情况在痛风症状出现以前,可以长期持续存在。有高尿酸血症者,不一定全部能发展成痛风。当然,血尿酸值越高,出现痛风症状的可能性就越大。其实,有部分患者在痛风急性发作时,可能由于应激反应,内源性激素使尿酸由尿排出增多,从而使血尿酸值在正常范围内,反而在急性发作缓解后才出现血尿酸值增高。所以测出的血尿酸数值应结合患者的症状、体征、X线检查、关节滑液检查尿酸盐结晶等加以综合分析。

9. 尿酸是如何排出体外的?

患者咨询: 我父亲患痛风好多年了, 时常发病, 他受罪, 我们做子女的也跟着受累。为此, 我特别关注有关痛风方面的知识。请问专家: 尿酸是如何排出体外的?

专家答复: 在正常情况下, 体内尿酸平均约为 1 200mg, 每天产生 750mg, 排出 500 ~ 1 000mg, 约 2/3 经尿排泄, 其余 1/3 在肠道分解排出。前者是最主要的排泄途径, 后者是次要的。

人体的尿酸 95% 左右是以游离尿酸盐形式通过肾小球滤出的, 然后通过近端肾小管重吸收、肾小管分泌和再吸收, 最后有部分尿酸随尿排出体外。总的尿酸排泄量占滤过的 6% ~ 10%。排出量与尿酸盐在尿中的溶解度有直接关系, 在酸性环境中尿酸盐的溶解度下降, 如 pH 为 5.0 时游离尿酸仅 15%, 而 pH 为 6.6 时几乎所有的尿酸均处于游离状态。所以痛风患者多饮水, 保持尿量及碱化尿液, 对降低血尿酸、防止肾结石形成及痛风性肾病有重要意义。

一个肾功能正常的人, 在普通饮食的情况下, 每日尿中的尿酸排泄量为 400 ~ 800mg, 最多一般不超过 1 000mg。正常人高嘌呤饮食和大量饮水, 会增加尿酸排出量, 但大多数在正常排出量的范围内波动, 很少有超过 1 000mg/24h 的。其他如有些药物或某些疾病也会影响尿酸的排泄。而当尿中尿酸排出量过多（如超过 900mg/24h），尿酸就容易在肾脏内沉积，引起尿酸性肾病或肾结石。当尿中尿酸排泄量超过 1 000mg/24h，肾脏受害的发生率可高达 50% 以上。肾功能减退的患者，尿中的尿酸排泄量可能不升高甚至减少，而血尿酸明显升高，仍可以发生尿酸性肾病。所以说尿中尿酸排泄量取决于血尿酸水平的高低和肾功能状态。高尿酸血症和 / 或肾功能减退均会导致尿酸易在肾内沉积。

对原发性痛风患者而言，约 90% 与肾脏尿酸排泄相对不足有关，这在体内尿酸产生正常的患者中尤为明显。机制未明，少数可能与遗传缺陷导致肾小管尿酸分泌障碍有关。另外，体内尿酸产生过多，超过了肾脏的排泄能力时，也会导致痛风。

人体的尿酸小部分通过分解代谢而被破坏，主要通过以下两种途径。①白细胞内的过氧化酶将尿酸降解为尿囊素和二氧化碳。②分泌入肠道的尿酸被细菌分解。后者远较前者多，每天产生的尿酸 1/3 在肠道被分解排出。痛风患者在肠道分解排出的尿酸量会有所增加，特别是有肾功能不全者。但这种增加仅起到一定的代偿作用，并不能阻止高尿酸血症的发生。

总之，嘌呤合成代谢增强和 / 或尿酸排泄减少是痛风患者血清尿酸增高的原发机制。血液中尿酸的浓度取决于尿酸的生成和排泄之间的平衡。如尿酸的生成增多、增速和 / 或排泄减少、减慢；或虽已排出较正常人为多的量，但尿酸生成量超出排泄的速度，均可使血液中尿酸浓度增高。结果是尿酸盐的结晶沉积于体液和其他组织内，被白细胞吞噬而发生炎症反应，反复发作就可形成痛风石。

10. 尿酸会随着人年龄的增长而增高吗?

患者咨询: 我是一名患痛风多年的患者，对痛风多少有了一些了解，知道血尿酸增高是痛风发生的根本原因。请问专家: 尿酸会随着人年龄的增长而增高吗?

专家回复: 一般来说，血尿酸水平在不同年龄阶段而有所不同，少年儿童时期比成年人低，但相差幅度不是很大，约比成年人低 60 ~ 90μmol/L。到了青春发育期，血尿酸迅速升高，至 20 岁左右即达到成人水平。

正常男性在成年期血尿酸水平变化很小，处于相对恒定水平，正常成年女性血尿酸水平比男性要低 47.6 ~ 71.4μmol/L，但在绝经期后血尿酸水平可明显升高，这种男女差别即消失。

11. 多饮水可以促进尿酸排泄吗?

患者咨询: 我平时工作繁忙，时常半天顾不上喝一口水，由于饮水比较少，近几年体检都有血尿酸偏高，也未引起重视。不过前几天被诊断为痛风，医生建议我要多饮水，这样有利于尿酸的排泄。请问专家：多饮水可以促进尿酸排泄吗？

专家回复：痛风患者主要是由于血中的尿酸浓度增高，尿酸结晶增加并堆积在组织中，从而引起痛风。尿量少则尿酸不易溶解，尿量多则溶解得多，对尿酸排泄十分有利。若痛风患者每天饮用大量水，就可以促进尿酸排泄，预防血液中尿酸值过高。建议尿酸偏高或痛风患者每天至少饮水 2 000ml 以上，其中晨起饮用 500ml，日间可每隔 2～3 小时饮用 1 杯水，晚上睡觉前也可适量饮水。另外还可以饮茶，我国有许多人平时喜欢饮茶，痛风患者可以用饮茶代替饮白开水，但茶含有鞣酸，易和食物中的铁相结合，形成不溶性沉淀物，影响铁的吸收；茶中的鞣酸尚可与某些蛋白质相结合，形成难以吸收的鞣酸蛋白。所以如果餐后立即饮茶，会影响营养物质的吸收，易造成缺铁性贫血等。较好的方法是餐后 1 小时开始饮茶，且以淡茶为宜。

12. 痛风患者尿尿酸排出量均增多吗？

患者咨询：我是一名公司职员，由于平素应酬较多，在今年年初的体检中查出了尿酸高，而且前些日子左脚姆趾红肿疼痛，被医生诊断为痛风。最近刚刚做了检查，说我 24 小时内尿酸排泄量增加。请问专家：痛风患者尿尿酸排出量均增多吗？

专家回复：你问得很好。在临床上我们认为，血清尿酸浓度的高低取决于体内嘌呤合成量、食入量和尿酸排出量之间的平衡状态。正常成人体内尿酸总量为 900~1 600mg，每日约更新 60%，即体内每日嘌呤核苷酸分解产生的尿酸和排出的尿酸量约占总量的 60%，其中 2/3 从肾脏排出，1/3 经胃肠道排出或在肠道中被细菌分解。来自内源合成或外源食物中嘌呤氧化产生的尿酸主要从肾脏排出。在无饮食限制的情况下，尿中尿酸排出量可高达 1 000mg/24h，食物中每克核酸降解可产生 115~150mg 尿酸，每日从胃肠道排泄出 100~200mg 尿酸，其在肠道中以细菌作用分解。采取进食无嘌呤饮食后，测定尿中尿酸的排出量可估计体内每日合成嘌呤的量。一个体重为 70kg 的人，进食热量为 10 900kJ（2 699kcal）的无嘌呤食物后 24 小时内排出的尿酸若多于 3.6mmol，表示其体内合成嘌呤增加或细胞内嘌呤核苷酸转化增加。

体内嘌呤来源过多或肾脏排出尿酸减少均可引起血尿酸增加。虽然尿酸亦可从肠道排出，但减少肠道排泄并不产生高尿酸血症。食物丰盛者高尿酸血症的发病率较营养不良者高，正常的肾脏在很大程度上能承担排出从食物摄入的过多嘌呤及其代谢物。80% 的痛风患者伴有尿酸排泄功能损伤，尿酸清除率明显下降，但肌酐清除率正常。继发性高尿酸血症和痛风，通常是多种因素影响肾血流量或影响肾小管排泄及重吸收能力的结果。

　　肾功能维持正常的痛风患者，尿中尿酸排出量均明显增加。尿中尿酸排出量越多，痛风性肾病与肾结石的发生率也越高。当 24 小时尿酸排出量超过 1 000mg 时，约 50% 的患者发生肾结石，在原发性痛风中占 10% ~ 20%。尿酸排出量亦增高，肾小管分泌尿酸功能障碍，使肾脏尿酸排泄不足，或排泄减少与生成过多同时存在，可能属多基因遗传缺陷，占原发性痛风的 80% ~ 90%。此型可发现尿酸清除率低下，主要是近端肾小管第二段尿酸排泄功能障碍所致。所以，痛风病只有部分人尿酸排泄是增加的，还有一部分是减少的。这主要取决于肾脏的排泄功能。

13. 尿的 pH 值与痛风有关系吗？

　　患者咨询：我患痛风好几年了，通过风湿病科专家的精心治疗，我的病情得到了有效控制，但每次做常规检查时，发现我的尿 pH 值总是比正常值低，大夫总提醒我吃小苏打片，说这样可碱化尿液。请问专家：尿的 pH 值与痛风有关系吗？

　　专家回复：尿液的 pH 值即尿的酸碱度。尿酸在酸性溶液内很难溶解。例如在 pH 值 5.0 的溶液内，每升只能溶解尿酸 60mg；当 pH 值为 6.0 时，则尿酸溶解量可增加近 3 倍，增至 220mg。因此，尿液的 pH 值如果较低（即偏酸性），尿酸就容易在肾脏及尿路中沉积。有人对发生痛风性肾结石的与没有痛风肾结石的两组患者的尿 pH 值进行系统观察比较，发现有肾结石者 pH 值大多数在 5.5 以下，无肾结石者尿 pH 值绝大多数在 6.0 以上。所以痛风患者的尿 pH 值应维持在 6.0 以上。痛风患者平时可适当服一些碳酸氢钠（小苏打）片，或多进食碱性食品。

14. 为什么严格控制饮食也会痛风发作呢？

患者咨询：我是一名为人师表的老师，平时也比较注意饮食，饮食都比较清淡。但在一年前扭伤了脚后，扭伤过的地方突然疼痛，连碰都不敢碰了，医生检查说是得了痛风。请问专家：为什么严格控制饮食也会痛风发作？

专家回复：痛风的发病与性别、饮食习惯、遗传等均有关系，高嘌呤饮食只是其中的一个因素。有嘌呤代谢紊乱的患者，绝大部分是肾脏尿酸排泄障碍造成的，即使不吃（吃高嘌呤食物）、不喝（喝酒）也会有痛风发作的可能。但高嘌呤饮食是痛风发作的诱因，高尿酸血症或痛风患者饮食控制是一个基本治疗措施，长期坚持降尿酸药物治疗才是关键所在。

15. 是否血尿酸越高病情就会越重?

患者咨询: 我是一名公务员，平时比较忙，连续几年体检都发现尿酸值稍高，未加注意。这次单位体检，查出尿酸值高出正常值很多，医生告诉我，由于我的血尿酸比较高，要严格控制饮食了，不然发生痛风的可能性就很大。请问专家: 是否血尿酸越高病情就会越重?

专家回复: 痛风患者关键的原因就是血尿酸增高，关节症状和全身症状的轻重有显著的个体差异。大多数情况下，血尿酸越高越容易引起痛风性关节炎的发作，发热、周身疼痛等全身症状也较明显，病情也越重。个别血尿酸特别高，尚可引起急性肾衰竭，甚至造成死亡。当然也有例外，如有的患者关节炎发作较重，但血尿酸仅轻度升高甚至正常;有的患者关节炎发作并不十分严重，但血尿酸却明显升高，这是由于个体差异所致。

16. 高尿酸血症是否能够自然恢复正常?

患者咨询: 我在多家医院体检均被诊断为高尿酸血症，但一直没有什么症状，也没有用过什么药物治疗。请问专家：高尿酸血症是否能够自然恢复正常？

专家回复： 一般情况下，高尿酸血症如果不采取一定的综合防治措施的话，是很难自然恢复正常的。部分高尿酸血症患者的血尿酸升高呈波动性特点，即有时血尿酸升高，有时血尿酸又可暂时下降接近正常或完全正常。此时不能把这种波动性的血尿酸下降误认为血尿酸自然恢复正常。单纯的高尿酸血症患者，通过坚持饮食控制，适当的运动及合理的生活习惯，大多数人的血尿酸可望恢复正常。如果在采取这些措施后效果不明显，可适当加用降血尿酸药物。由于痛风是遗传缺陷的代谢紊乱性疾病，具有遗传缺陷的无法根除性特征，痛风患者的高尿酸血症自然恢复正常是不可能的。

17. 为什么有时候痛风发作时血尿酸水平并不高？

患者咨询： 我是一名痛风患者，通过听课、看一些科普读物，对痛风有了一些了解，我知道痛风的发生是由于血尿酸增高引起的，但前几天痛风发作时检测血尿酸并不高。请问专家：为什么有时候痛风发作时血尿酸水平并不高？

专家回复： 虽说尿酸值越高者，患痛风的概率越大。不过有高达 30% 的病例，都是在尿酸值正常的情况下痛风发作的。值得一提的是，急性痛风关节炎发作的前期、中期和后期，人体血液中的尿酸含量可以没有什么大幅度的变化，这是由于身体在症状出现以后，进行了自我调节，加速了尿酸的排出。例如痛风急性发作时由于肾上腺皮质激素分泌增加可促进尿酸排泄。饮水、利尿和药物应用等因素均可影响血尿酸水平。所以千万不能以血尿酸的水平作为诊断痛风的唯一标准。

18. 积极控制高尿酸血症能否防止痛风性肾病的发生？

患者咨询：我是一名高尿酸血症患者，虽然现在没有什么症状，但听说高尿酸血症的危害很大。请问专家：积极控制高尿酸血症能否防止痛风性肾病的发生？

专家回复：痛风性肾病发生的基础就是高尿酸血症。血尿酸升高后，经由肾脏排泄的尿酸也相应增加。当血尿酸升高到一定水平后，即超过了肾脏的排泄能力，如果再有尿量较少、尿液偏酸性等附加因素，则尿酸极易在肾脏内沉积而导致痛风性肾病的发生。当血尿酸维持正常后，则可经肾脏充分排出而不发生沉积，因而能减少或防止痛风性肾病的发生。

第三章
辨析是否患病

关于痛风的诊断，急性痛风根据其典型的临床表现、实验室检查和治疗反应不难判断。对于慢性痛风性关节炎的诊断，则需要专科医生认真地进行鉴别，并应尽可能取得尿酸盐结晶作为依据才可下诊断。目前国际上多采用美国风湿病协会1977年的诊断标准：A.关节液查到特异的尿酸盐结晶；或B.痛风石用化学方法或偏振光显微镜检查证实含有尿酸盐结晶；或C.具备下列临床、实验室和X线征象等12项中的6项者：①一次以上的急性关节炎发作；②炎症表现在1天内达到高峰；③单关节炎发作；④患病关节皮肤发红；⑤第一跖趾关节疼痛或肿胀；⑥单侧发作累及第一跖趾关节；⑦单侧发作累及跗骨关节；⑧有可疑的痛风石；⑨高尿酸血症；⑩X线显示关节非对称性肿大；⑪X线示不伴有骨质侵蚀的骨皮质下囊肿；⑫关节炎症发作期间关节液微生物培养阴性。

凡具备上述3条中1条者即可确诊。诊断痛风时要与下列疾病相鉴别：丹毒、蜂窝织炎、骨关节炎、假性痛风、风湿热、类风湿关节炎、风湿性多肌痛等，以免贻误病情，造成不必要的损害。

1. 痛风诊断标准是什么?

患者咨询： 我在一次宴会后突发脚踝肿痛，到医院就诊，骨科医生给我拍了 X 线片，没有发现异常现象，验了血也正常，一时也难以诊断。最后请风湿病科医生会诊，初步怀疑是痛风。请问专家：他们给我的诊断对吗? 痛风的诊断标准是什么?

专家回复： 你说得没错，一个疾病的诊断不是单靠哪一个方面的检查来确诊的，一般要临床、化验、检查，有时候还要病理等多种手段结合起来才能对一种疾病做出正确的诊断。一般来讲，成年男性发生急性关节炎，尤其是足大踇趾受影响者，必须高度警惕患有痛风的可能性；如果再检查其血中尿酸浓度增高，即可诊断为痛风。个别患者症状典型而血中尿酸浓度不高，则需反复验血，或抽取关节液检查，找到尿酸盐结晶，也可诊断为痛风。

痛风的诊断，目前国内外基本采用 1977 年美国风湿病协会提出的痛风诊断标准：具备 A、B、C 三条中一条即可确诊（表 1）。

表1 美国风湿病协会的痛风诊断标准

A.关节液内有特异的尿酸盐结晶,或者

B.用化学方法或偏振光显微镜观察证实有含有尿酸盐结晶的痛风结节,或者

C.具有下列临床、实验室和 X 线表现等 12 条中的 6 条者:

1)1 次以上急性关节炎发作

2)炎症表现在 1 天内达到高峰

3)单关节炎发作

4)观察到的关节发红

5)第 1 跖趾关节疼痛或肿胀

6)单侧的跗骨关节受累

7)单侧的跖趾关节受累

8)可疑的痛风结节

9)高尿酸血症

10)关节非对称性关节肿大

11)骨皮质下囊肿不伴有骨糜烂(X 线)

12)关节炎发作期间,关节液微生物培养阴性

2. 中医诊断痛风的标准是什么?

患者咨询:我是一位退休工人,1 年多来身体老是有些不舒服,我比较相信中医。1 个月前出现右脚大蹞趾关节的肿胀疼痛,去看中医,医师让我化验,说可能是痛风。西医好像化验检查比较多,中医应当把脉就可以了,为什么也要化验?请问专家:中医诊断痛风的标准是什么?

专家回复:其实在西医进入中国之前,中医是没

有化验检查之类的。随着西医在中国的兴起，中医也逐渐与西医结合起来，利用相关的化验检查来对疾病做出相应的诊断。现在中医里的痛风是把中医的症状与西医的病名（gout）对应起来，所以目前国内中医诊断痛风的标准很大程度上是西医的诊断标准。所以，不仅要把脉，也要结合化验。具体诊断依据如下：①急性发作，局部关节红、肿、热、痛，压痛明显。尤以病初发 1~2 日最重，活动受限。②高尿酸血症：血尿酸男性大于 416μmol/L，女性大于 357μmol/L。③足第一跖趾关节肿痛，单侧或双侧同时发作，或双侧交替轮番发作，关节红肿，皮肤呈黯红色。④对称性、非对称性关节肿痛；严重者，内外踝关节、足背、足跟同时发病。⑤反复发作，可自行终止；初发病程短，日久则病程长。⑥关节红肿消失后，仍感隐隐作痛。⑦有痛风石形成。

3. 痛风发作的前兆有哪些?

患者咨询：我是一位退休人员，前不久体检化验血发现尿酸较高，医师说是高尿酸血症，并说以后有可能患痛风，我知道痛风发作起来比较可怕，因为我的一位老同事患的就是痛风。因此想咨询一下，怎样知道痛风要发作。请问专家：痛风发作的前兆有哪些?

专家回复：对于高尿酸血症来说，如果不能很好地控制饮食等因素，那么痛风的发生率是非常高的。痛风要发作的几小时前或一天前，要发作的部位就有不舒服的感觉，或是钝痛、沉痛感，或发烫的感觉。有的有轻微的食欲不振、恶心、局部僵硬等等。此外，有时并非发生在脚踇趾，而是在别的关节处，例如膝、踝等部位。有时还会伴随发热的现象，不过大多为轻微的发热而已。这些都称为"痛风发作的前兆"。一旦对这些前兆放任不管，就可能迅速出现典型的痛风发作现象。

4. 什么情况下要想到痛风呢？

患者咨询： 我有一位堂哥在当销售经理，整天忙于应酬。2 年前他化验血尿酸就高，医生说是高尿酸血症。去年有过一次踝关节肿痛，当时不甚剧烈，几天后自己就好了，怀疑自己患上了痛风。你在有关痛风的讲座上说，这个病最好是尽早发现，尽早治疗，才会更好的控制发作次数，防止其并发症。请问专家：什么情况下要想到痛风呢？怎么知道自己得了痛风？

专家回复： 血尿酸增高在没有任何症状时就称为高尿酸血症，当有了关节疼痛等症状时就称为痛风。痛风对人体危害比较严重，如果我们对这个疾病有一个很好的认识，能够做到早发现、早治疗是完全可以控制这种疾病的发生和发作的。遇有下列情况均应想到痛风的可能性，并及时做血尿酸检查和其他有关的检查项目：①发作性关节肿痛，尤其是足第一跖趾关节最具特征性。②中年以上的男性，有高嘌呤饮食习惯，身体肥胖不喜欢活动，出现关节疼痛，且血尿酸升高。③有明确的痛风家族史。④不明原因的泌尿系统结石，尤其是多发性肾结石或双侧肾结石。⑤有关节炎病史，于关节周围皮下或耳郭处发现有结节。⑥对肥胖、高血压、高脂血症、糖尿病、动脉硬化或冠心病的患者应常规检查血尿酸，以明确有无高尿酸血症。⑦当诊断确实有困难时可试用秋水仙碱，因秋水仙碱治疗痛风性关节炎急性发作有特效，尤其是对消除关节肿痛疗效显著，这时应想到痛风性关节炎。⑧皮下结节穿刺后抽出白色牙膏样内容物，或结节自行破溃后流出，高度提示痛风。⑨排除其他原因的关节炎。

5. 痛风的临床类型有哪些?

患者咨询：我是一位多年的慢性肾炎患者，前不久出现脚踝红肿，去医院检查化验血尿酸增高，医师说是患了继发性痛风，是因为慢性肾炎所致。请问专家：痛风的临床类型有哪些?

专家回复：医师说得应当没错，你患了慢性肾炎，导致肾脏排出尿酸的能力下降，使血尿酸水平增高，进一步形成尿酸盐沉积在踝关节，引起痛风的发作，这是由其他疾病引起的痛风，所以又称为继发性痛风。继发性痛风大多是继发于慢性溶血性贫血、白血病、骨髓瘤、恶性肿瘤、甲状旁腺功能亢进、各种肾脏器质性疾病等。一般初次出现痛风的时间，往往是在已有原发病的数年以后。除此之外，还有原发性痛风，早在公元前 5 世纪，希腊医学家希波克拉底就指出，痛风是一种遗传性疾病，多伴有家族史。该病最初出现症状的年龄可以从 10 多岁开始，一直到 80 岁左右，平均年龄在 40 岁上下。患者 95% 是男性成年人，不少患者在症状出现前，血中尿酸浓度早就明显增高。女性患者约占 5%，多数患者于绝经期后才出现症状。

6. 急性痛风的临床表现有哪些?

患者咨询： 国庆长假期间，我们举家外出旅行，畅游大好河山。昨天刚从外地回来，一家人聚餐又畅饮一下，哪知夜间我父亲的脚突然肿了起来，痛得要命，急忙送到医院，医师诊断为痛风急性发作，由于平时不知道这个病，所以想了解下相关知识。请问专家：急性痛风的临床表现有哪些?

专家回复： 多年的临床经验告诉我们，节假日期间都是痛风的高发时期。痛风分为无症状期、急性期、间歇期和慢性期四期。原发性痛风好发于 40 ~ 50 岁的男性，一般均有长达数年的无症状高尿酸血症期，以后出现痛风关节炎的急性发作。急性痛风性关节炎起病急骤，大多突然发作。其特点为下肢不对称的单关节炎，半数以第一跖趾关节为首发关节；第一次发作一般多数在夜间，开始时常为单个关节呈红、肿、热、痛与运动障碍，关节疼痛如同撕筋裂骨，甚至不能忍受被单的重量，若室内有人走动，较重的震动也觉得受不了；90% 病例在病程中有大趾关节炎发作史，受累的关节依次有足背、踝、足跟、膝、腕、掌指关节等，罕见于骶髂、脊柱、髋和肩关节；局部疼痛剧烈，难以忍受，活动受限，皮肤黯红，皮温升高，酷似细菌性蜂窝织炎或急性淋巴管炎；初次发作，轻者数小时或 1 ~ 2 天内可自行缓解，重者持续数日或数周；有时炎症消退后，局部皮肤黯红、皱褶、脱皮、脱屑伴轻度瘙痒，此为痛风特有的症候；首次发作缓解后，有无复发，个体差异较大，有的不再发作，有的可延及 5 ~ 10 年再有第 2 次发作，但半数可于 1 年内复发，随着病程的发展，单关节炎演变为多关节炎，发作次数增多，间歇期也缩短，疼痛日渐加剧，甚至不能完全缓解，终使关节结构及其周围组织破坏，致畸致残。

7. 痛风每次发作的持续时间和发作周期是多少?

患者咨询: 听了贵科室举办的痛风系列讲座后,我对痛风有了一些了解,痛风这个病发作起来很痛苦。请问专家:痛风每次发作的持续时间和发作周期是多少?

专家回复: 的确如此,痛风发作是很痛苦的,让人刻骨铭心。痛风性关节炎发作时,持续的时间长短不等,各个患者之间不完全相同。一般来说,发作持续的时间平均为 3~5 天,但最短的只有一两天,最长则可持续 2 个月以上,关节炎症才会逐渐消失。初次痛风性关节炎发作时,即使不使用有效的药物治疗,也会自行消退,临床即进入间歇期。间歇期短则几个月,长则几年。如果在痛风病急性发作一开始即给予治疗,则可大大缩短发作持续时间。反之,如果在痛风病发作时不采取有效的治疗手段,则发作持续时间比之及时治疗者明显延长。在间歇期内如果坚持预防性服药或采取其他有效的治疗手段,则可使间歇期大大延长,发作次数明显减少。痛风性关节炎发作的时间越长,对关节造成的损害越严重,因此应尽量缩短痛风性关节炎发作的时间。一旦有发作的先兆立即用药,力求将痛风性关节炎对关节的损害减低到最小限度。

8. 为什么痛风发作时痛如刀割、来去如风呢?

患者咨询: 我是北方的一位商人,经商路过南方。一天夜里突然脚背莫名其妙地红肿疼痛起来,像刀割一样,痛了两天后就减轻了,真是刻骨铭心。后来才知道这是患了痛风。请问专家:为什么痛风发作时痛如刀割、来去如风呢?

专家回复: 痛风就是这样的,它的疼痛具有一定的特点:发作之前没有什么典型征兆,一旦痛起来却又非常厉害,可以说是关节炎症中最痛的一种。很多人半夜痛醒,感觉就像刀割一样,只要周围的风有轻微流动,痛得就更厉害了,如果稍微活动关节,立刻哇哇乱叫。再看痛的地方,关节明显充血、肿胀,皮肤变红、发烫。此外,有的人还觉得发麻、针刺感、灼热感、跳动感等。所以很多患者没办法忍受,只能靠止痛药来压制疼痛。

痛从何来?这是人体内一种叫嘌呤的物质代谢出了问题。它的代谢产物尿酸在体内沉积过多,结果在关节内形成结晶,引发了炎症。痛风刚开始发病,多是"侵犯"一个脚趾关节。后来渐渐发展到全身关节,以手指、足趾、腕、踝、膝关节为多见。痛风虽然表现在关节,却属于全身性疾病。如果不及时治疗,会影响到其他内脏器官,比较常见的是肾脏。人体每天的尿酸有 2/3 是由肾脏排泄的,尿酸含量增高，就会加重肾脏的负担。此外，尿酸的结晶不仅沉积在关节中，也会沉积在肾脏里，形成肾结石，最终导致不可逆转的肾功能损害。

痛风急性发作时，痛来如山倒，痛去如烟消，可谓"来去如风"，一般不治疗也会在数天或数周内自动消失。当然，这绝不是说痛风能不治而愈。痛风是一种慢性终身性疾病，病程可长达数十年。一次痛过之后，关节只是炎症消除了，看上去和正常人一样。实际上，尿酸的结晶并没消失。几次急性发作以后，结晶不断沉积，慢慢地形成了结石一样的"痛风石"。它会破坏周围的软组织和骨质，造成关节的永久性畸形。因此，得了痛风要早治，晚了，不可逆转的破坏已经形成，连症状的发展都很难控制。

9. 慢性痛风的临床表现有哪些?

患者咨询：我是一位 60 多岁的关节炎患者，有几年病史了，疼痛反复发作，十分苦恼。有时血尿酸高一些，但关节炎大多时候是正常的，到医院里就诊，有的医师诊断是慢性痛风性关节炎，有的考虑是骨关节炎。请问专家：慢性痛风的临床表现有哪些?

专家回复：你的关节炎表现可能不甚典型，所以给诊断带来了困难，但可以根据你的关节炎发作特征及体检的体征来作出诊断。如果对痛风不治疗并放任不管的话，结果关节炎急性发作缠绵难愈，而下一次的发作又陆陆续续地出现。换言之，即会持续出现慢性关节炎，而无症状的时期变得非常短暂，甚至还会出现急性恶化的现象。

从痛风刚开始发作到变成慢性期为止，平均约 12 年。此外，这个时期不只是关节，心脏、肾脏、脑部、皮肤等组织内也都会有尿酸结晶的沉着；眼睛可见之处，例如耳朵等部位形成痛风结节。由于不断进行骨和关节的破坏，导致关节变形、脱臼，功能减退，对日常生活造成妨碍。这些只要照 X 线检查就可一目了然了，骨头出现好像被老鼠咬过的痕迹，再继续发展时，整个骨头都会被溶解掉，现在还有双源 CT 专门查看有无尿酸盐结晶。你已有几年关节炎病史了，可以辅助做一些影像学检查，如 X 线片或双源 CT 等。

10. 尿酸对肾脏的损害有哪些?

患者咨询：知道了高尿酸血症，我才明白原来它和血脂、血糖异常会经常同时出现在一个比较肥胖的人身上。将化验单拿给体检医师看，他说尿酸升高，最怕的就是有肾损害，还让我定期查肾功能。请问专家：尿酸对肾脏的损害有哪些?

专家回复：当血尿酸升高，在体内环境的 pH 值改变等因素的作用下，尿酸会形成结晶，沉积在关节及各种软组织处，造成对这些器官组织的进一步损害。尿酸对肾脏的损害有两种类型：①肾内尿酸结石，又称为肾内痛风结石；②尿酸性肾病，又称痛风性肾病。肾内痛风结石是由于尿酸在肾脏实质内沉淀而形成的，其主要成分是尿酸盐，为白色或黄白色。临床统计，有 20%～50% 的痛风患者可发生肾内痛风结石。痛风性肾病是指尿酸广泛存在于肾实质内，尤其是肾脏髓质沉淀而造成对肾脏的慢性损害。绝大多数痛风性肾病属于慢性痛风性肾病，病程可迁延数十年，是痛风患者死亡的主要原因。

11. 什么是痛风性肾病？

患者咨询： 无意中看到电视上的卫生健康、寻医问药类节目，节目中的医生说痛风严重时可以引起肾损害，即痛风性肾病，甚至引起尿毒症。我记得以前有一位同事似乎是得了痛风之后出现尿毒症而过世的。我的血尿酸也偏高，甚为担心。请问专家：什么是痛风性肾病？

专家回复： 痛风患者并不是每个都会发展成为痛风性肾病的。痛风性肾病简称痛风肾，也称尿酸盐性肾病，是痛风的第二个常见表现。约 1/3 原发痛风具痛风肾的表现，其中 17%～25% 患者可死于尿毒症。

痛风肾属间质性肾炎，最初为夜尿增多，尿比重下降等肾小管受损之表现，蛋白尿可有可无，早期呈间歇性的轻度小管性蛋白尿，后期也可呈持续性的中度小球性蛋白尿，肾病综合征罕见。有时伴镜下血尿，肉眼血尿多见于伴肾结石的病例。痛风肾病程迁延，进展相当缓慢，10～20年出现氮质血症，发展至尿毒症需时更长。对于那些病情进展相对迅速、较早进入尿毒症者，可能是痛风伴随如高血压、糖尿病、肾盂肾炎、动脉粥样硬化等疾病综合作用所致。

12. 血尿酸升高后容易沉积在哪些组织？

患者咨询：10多年前我就被发现患有高尿酸血症，后来发展成为痛风，急性发作时主要表现为踝关节剧烈的肿痛，医生说这是血尿酸沉积到踝关节，引起关节炎发作的结果。请问专家：血尿酸升高后容易沉积在哪些组织？

专家回复：踝关节只是受血尿酸青睐的部位之一。血尿酸升高超过饱和度，如长期得不到纠正的话，血中的尿酸便会以尿酸盐的形式在组织内沉积。人体许多组织均可有尿酸沉积，只不过沉积的程度不同而已。尿酸主要容易沉积在任何关节的软骨、滑膜、腱鞘及关节周围软组织。通常是多关节分布，好发于远端关节，如足、踝、足跟、膝、手腕、手指等部位的关节。尿酸也易沉积在皮下的结缔组织内，一般以耳郭、脚趾、手掌、手指、手腕等处的皮下组织为多见，可形成皮下结节。肾脏也是尿酸易沉积的部位，包括肾间质、肾小管，有时沉积在肾盂和输尿管内，可导致痛风性肾病、痛风肾结石和输尿管结石。其他部位包括动脉血管壁、心肌和心内膜，并引起相应的组织损害。

13. 什么是痛风石?

患者咨询：我患痛风有些年头了，这两年出现大脚趾的反复肿痛，今年不知不觉出现一个肿块，比较硬，像石头一样，在那个位置非常难受，穿鞋紧一点就会磨破，整天得小心翼翼，去医院就诊，医师说是痛风石，并说需要手术治疗。请问专家：什么是痛风石?

专家回复：那位医师说得没错，你那是典型的痛风石。一般情况下，约有半数的痛风患者在发病过程中，会出现一种坚硬如石的结节，称为"痛风石"，又称痛风结节，是痛风晚期表现之一，其形成与血尿酸的高低、病程长短及治疗效果密切相关。痛风石数量越多，表明高尿酸状态越严重。血尿酸高于 660μmol/L，病程 10 年以上，未用药物治疗者几乎 100% 可形成痛风石。这是尿酸钠结晶沉积于软组织引起慢性炎症及纤维组织增生而形成的结节肿。由于尿酸钠不易透过血脑屏障，故除中枢神经外，几乎所有组织均可形成痛风石，但以关节软骨及其周围多见，好发于外耳，尤以耳轮、对耳轮多见，其次为尺骨鹰嘴、跖趾关节、指间关节等。其特征为突出表皮的类圆形结节，数目和大小不等，小的如砂粒，大的可如鸡蛋，质地柔软。有时不易与风湿或类风湿结节区分。痛风石逐渐增大后，其外表皮肤可能变薄溃破，形成窦道，破溃后可排出白色晶状液体，经久不愈。发生在手足肌腱附近的结石，常影响关节活动，有时需手术治疗。如做偏振光显微镜检查内容物可发现尿酸钠针形结晶，这是痛风确诊的有力证据。对痛风结节可做活组织检查，还可做紫外线分光光度计测定及尿酸氧化酶分解测定。

14. 在什么情况下易导致痛风性肾病及肾结石的发生？

患者咨询：听了你的讲解，我知道了什么是痛风石，也知道了它的危害。请问专家：在什么情况下，尿酸容易在肾脏及尿路沉积而导致痛风性肾病及结石的发生？

专家回复：你这个问题问得很好，也是许多患者关心的问题。痛风肾是痛风比较严重的并发症，对人体的危害也比较大，我就向广大病友介绍一下。以下

7类因素对尿酸在肾脏内沉积，导致痛风性肾病与肾结石的发生有重要影响：

（1）血尿酸的浓度：血尿酸浓度越高，越易在肾脏内沉积而引起痛风性肾病与肾结石。当血尿酸浓度超过540μmol/L（9mg/dl），而且长期不予以纠正时，则40%～50%的患者可发生肾结石。

（2）尿中尿酸的排出量：肾功能维持正常的痛风患者，尿中尿酸排出量均明显增加。尿中尿酸排出量越多，痛风性肾病与肾结石的发生率也越高。当24小时尿酸排出量超过1g时，约50%的患者发生肾结石。

（3）尿的酸碱度（尿pH值）：尿酸在酸性溶液内很难溶解。例如，在pH为5.0的溶液内，每升只能溶解尿酸60mg；当pH为6.0时，则尿酸溶解量可增加近3倍，增至220mg。因此，尿液的pH如果较低（即偏酸性），尿酸就容易在肾脏及尿路中沉积。有人对发生痛风性肾结石的与没有痛风性肾结石的两组患者的尿pH进行系统观察比较，发现有肾结石者尿pH大多数在5.5以下，无肾结石者尿pH绝大多数在6.0以上。

（4）尿量：尿量少则尿酸不易溶解，尿量多则溶解得多，对尿酸排泄十分有利。因此痛风患者每日尿量应在2 000ml左右。

（5）肾脏功能状态：痛风患者肾脏功能正常时，可以充分发挥排泄尿酸的能力。当肾脏功能受损减退时，肾小球滤过尿酸的能力以及肾小管分泌尿酸的能力均下降，尿酸就容易在肾内沉积导致尿酸性肾病或肾结石。如果原来已有尿酸性肾病或肾结石而引起肾功能减退，则原有的肾脏病变进一步加重，形成恶性循环。

（6）泌尿系统感染与畸形：痛风患者如果合并泌尿系统感染，如慢性肾盂肾炎或膀胱炎等，则容易导致尿酸结石形成。泌尿系统畸形如双肾盂、双输尿管、输尿管扭曲，肾下垂，马蹄肾等，可由于尿液排泄不畅、尿潴留或肾盂积水而易致尿酸盐沉积形成结石或尿酸性肾病。因此，积极防治泌尿系统感染及纠正畸形与结构异常，对防止尿酸性肾病与肾结石甚为重要。

（7）药物：有些药物可以导致尿酸升高，而使尿酸在肾脏内沉积。这些药物有小剂量阿司匹林、噻嗪类利尿剂、吡嗪酰胺、环孢素A、细胞毒药物、左旋多巴、果糖、乙胺丁醇、他克莫司、烟酸、甲氧氟烷等。痛风患者应尽量避免使用或少用这些药物。

15. 痛风患者是病程越长，发作越频繁，痛风石越易发生吗？

患者咨询：我是患痛风多年的患者，以前没有接受正规的治疗，发作了就自己服用秋水仙碱。现在秋水仙碱的用量越来越大，而且发作次数也越来越多，手上、耳朵上已经长了痛风石，我周围还有一些病友，他们虽然得痛风也很多年了，但由于治疗得当，并没有长痛风石。请问专家：痛风患者是痛风病程越长，发作越频繁，痛风石越易发生吗？

专家回复：痛风还算是比较容易控制的疾病，由于你没有进行正规的治疗，导致发生了痛风石，所以以后要找正规的医院，尤其是痛风专科来诊治。你的问题答案是肯定的，痛风患病时间越久，发生痛风石的机会也越多，如果痛风发作次数频繁，则痛风石更易发生。相反，如果病程虽长，但痛风发作的间歇期长达几年甚至十几年，则不易发生痛风石。据统计，患痛风时间达 5 年的患者中，约 30% 发生痛风石，10 年以内者为 50%，20 年以上者痛风石的发生率高达 70% ~ 80%。患病在 2 年以内的，几乎均没有痛风石发生。如果甲、乙两患者患痛风的病程都是 10 年，但甲方几乎每年都要发作痛风性关节炎 2 ~ 3 次，而乙方 10 年内只发作过 1 ~ 2 次，则乙方发生痛风石的机会远远低于甲方，或者根本无痛风石发生。

16. 为什么痛风石极少发生在髋、肩、脊柱等关节部位？

患者咨询：我是一名老痛风患者，对痛风有一些了解，虽然上面讲到了痛风石容易发生的部位，但却没有提到髋关节等大关节是否容易受累及。请问专家：为什么痛风石极少发生在髋、肩、脊柱等关节部位？

专家回复：痛风石极少发生在髋、肩、脊柱等关节部位，与痛风性关节炎也很少发生于这些关节部位的原因有关。在髋、肩、脊柱等关节部位，肌肉、脂肪组织及血管均较四肢末端丰富，故局部温度及血液循环比四肢末端关节好，局部组织的 pH 值也比四肢末梢组织高，所以尿酸不易在这些部位沉积，痛风石发生的机会当然就明显减少，但也不是绝对不会发生。少数患者痛风石可发生于背部、臀部、大腿及髋部等处皮下，而四肢却不一定出现痛风石。所以，当这些部位发现皮下结节时，不要因为十分少见而轻易排除痛风石的可能性。

17. 痛风性尿路结石如何诊断？

患者咨询：我患痛风有 3 年了，有一次突然腹痛难忍，到医院看急诊化验小便提示有大量红细胞，腹部 X 线平片没有发现什么，医师诊断是尿路结石。后来到风湿病科就诊，该科医师说是痛风性尿路结石。请问专家：痛风性尿路结石如何诊断？

专家回复：根据你的症状及化验，诊断尿路结石应当没错，但是产生结石的罪魁祸首很可能是痛风。尿路结石在痛风患者中比较常见，20%～25%痛风患者有过尿路结石，其中一半在痛风之前已先形成结石，另外一半则发生在痛风之后，有些患者会反复发作，可以用药物加以预防或治疗。原发性痛风发生肾结石的机会较继发性痛风略少，但仍可高达20%～25%。临床可出现肾绞痛、血尿（肉眼或镜下），有时可排出"鱼籽样"或"玉米粒样"结石，腹部X线平片往往阴性，肾盂造影、双肾B超可证实结石的存在。取石分析可确定为尿酸性结石。40%患者尿结石可先于痛风性关节炎出现，甚至超前10年，故遇尿路结石者，需细心排除痛风及高尿酸血症的存在。

18. 痛风石可消退吗？

患者咨询： 我患痛风多年了，双足、双手出现了多处痛风石，医师建议我手术治疗，我害怕手术，想通过内科保守治疗。请问专家：痛风石可消退吗？

专家回复： 痛风石只有在造成破溃、影响关节功能等情况下才考虑手术，手术不是治疗痛风石的根本手段，而治疗原发病才是根本。一般而言，不经过治疗的痛风石不会自然消失，只会随疾病的迁延而逐渐增多、增大。痛风石经积极治疗使血尿酸长期控制在一定范围内，痛风石可以消退。这是因为痛风结节内沉积的尿酸盐结晶能与血液中的尿酸盐自由交换，经降尿酸治疗后，结节内的尿酸吸收入血，由肾脏经尿排出体外。痛风石越大、持续时间越长、数量越多，消退需要的治疗时间越长。

19. 痛风与关节破坏的关系如何？

患者咨询： 我患痛风有 10 多年了，由于一直没有正规系统地治疗，疼痛反复发作，病情逐渐加重，最近一次去医院，拍了脚的 X 线，报告有两个关节部分破坏，让我很担心。请问专家：痛风与关节破坏的关系如何？

专家回复： 痛风性关节炎是否会造成关节破坏、畸形和功能障碍，与关节炎发作的次数、频率及每次发作时的严重程度有密切关系。如果痛风性关节炎发作比较频繁，而且每次发作症状都比较严重，又未及时地治疗，以致发作的时间延长的话，那么经过多次反复发作后，必然会造成关节的破坏与畸形。这种破坏与畸形一般是无法恢复正常的，而且必然影响关节的功能，导致手指活动不利、行走困难等。

根据临床资料统计，痛风性关节炎最后导致关节破坏与畸形者，大约占全部病例的 30%，这些患者痛风病史均较长，多数在 8 年以上，所以你 10 多年的病史，在病情没有得到控制的情况下，是很容易出现

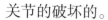

关节的破坏的。

20. 痛风患者常规应做哪些检查?

患者咨询: 我是一名公司经理,因为工作关系经常有许多应酬,几年打拼下来,腰包鼓了,肚子也逐渐圆了,毛病也多了起来,先有糖尿病,然后出现了高血压,最近经常有踝关节的疼痛,听人说可能是痛风。请问专家:痛风常规应做哪些检查?

专家回复: 痛风、糖尿病、高血压这些疾病与饮食的关系非常密切。随着生活水平的提高,这些病的发病率逐年增高。对于你来说,虽然是为了工作,但注意身体也很重要,身体到底是革命的本钱。你已经患了糖尿病和高血压,所以要高度警惕痛风的可能。对于痛风应当做下述 3 项检查:

(1)常规检查:血、尿、大便三大常规,血糖、血脂、肝功能、肾功能等生化项目,血沉、C 反应蛋白、免疫五项、B 超、心电图、胸片等。常规检查目的是全面了解人体基本健康状况,同时也是针对药物副作用必须做的检查,因为有些痛风药物在白细胞减少和肝肾功能异常时不能服用。有条件者应尽量进行检查。

(2)必要检查:血尿酸(是诊断痛风的最重要的检查项目)、24 小时尿尿酸测定、尿 pH 值测定、肌酐清除率、关节病变部位的 X 线或双源 CT 检查（了解关节病变是否痛风所致）、泌尿系彩超和肾活检（了解高尿酸血症对肾脏的损害情况）、腹部平片和静脉肾盂造影（为排除泌尿系统尿酸盐结石）。

（3）鉴别检查：鉴别诊断所需的检查，如有发热时应做血培养排除感染，关节腔穿刺抽液做培养既可与其他关节炎鉴别，同时又可明确是否是痛风。类风湿因子（RF）、抗核抗体（ANA）等项目的检查目的也是和其他结缔组织病如类风湿关节炎、系统性红斑狼疮鉴别。

21. 血尿酸检查应注意什么？

患者咨询： 我是一名痛风患者，每年都要复查几次血尿酸。请问专家：血尿酸检查应注意什么？

专家回复： 如果机体血尿酸值长期处于超饱和状态，血液中的尿酸就很容易在机体内沉淀，引发痛风。一般情况，血尿酸浓度正常，发病的次数就会减少。因此，保持体内尿酸代谢终身正常是痛风治愈的标准。血尿酸的检测关系到痛风的诊断问题，因此应力求结果正确无误。为做到这一点，在测定血尿酸时必须注意下列事项：

（1）患者应在清晨空腹状态下抽血送检。避免在吃饱后，尤其是在进食荤菜或高嘌呤食物后抽血，因此时的血尿酸值偏高。严格地说，患者在抽血的前 1 日即应避免高嘌呤饮食，并禁止饮酒。

（2）一些影响尿酸排泄的药物在抽血前几日应尽量停用，例如阿司匹林、利尿剂等。应至少停药 5 日以上。

（3）抽血前应避免剧烈活动，如奔跑、快速登楼、负重等，因为剧烈运动可使血尿酸升高。

（4）由于血尿酸浓度有时呈波动性，故一次血尿酸测定正常不能否定高尿酸血症，应多查几次方属可靠。

22. 痛风患者的直系亲属应经常查血尿酸吗?

患者咨询: 我是一名痛风患者，深受痛风之苦，所以比较害怕子女也会得这种疾病。请问专家：痛风患者的直系亲属应经常查血尿酸吗?

专家回复: 你这个问题很好，这也是许多痛风患者及其子女比较关心的问题。痛风的病因与遗传有关，因此所有痛风患者的子女及直系亲属（即有直接血缘关系的亲属），均应做常规血尿酸检查。如果血尿酸值在正常范围内，则在以后亦应定期复查。尤其是步入中年以后的男性，更应重视定期复查的必要性。如果已经发现血尿酸值超过正常，而且排除了外界因素的干扰，又无任何临床症状，则应视为高尿酸血症，即痛风的前驱阶段，应立即采取有效的防治措施，使血尿酸长期维持在正常范围之内，这样就可有效地防止由高尿酸血症发展为痛风。所以，有痛风家族史的人，应当充分认识到血尿酸检查的价值和必要性。

23. 24 小时尿尿酸测定有什么意义?

患者咨询：我父亲几周前突然出现关节红肿，疼痛难忍，去医院就诊被诊断为痛风急性发作。疼痛控制后，查血尿酸增高，医生还建议查一个 24 小时尿尿酸测定。请问专家：24 小时尿尿酸测定有什么意义?

专家回复：你这问题很好，通常情况下，我们对诊断为痛风的患者还会查一个 24 小时尿中尿酸含量，它具有较高的临床价值，主要意义有以下三点：①肾功能正常的痛风患者，尿中尿酸排泄部分是增高的，所以对痛风的诊断有一定的帮助。②对选择治疗方案有帮助。例如痛风患者尿酸排泄量无明显增高，则可选择促进尿酸排泄的药物。已有尿酸排泄显著增高的患者，则可选用抑制尿酸生成的药。③尿酸排泄量如果显著升高，如超过 900 ~ 1 000mg/24h 尿时，尿酸就容易在肾内沉积，所以尿中尿酸排泄量可以作为是否容易在肾内沉积而导致肾脏损害的指标之一。

但尿中尿酸排泄量正常并不等于肾脏不容易受到损害，还需结合血尿酸和肾功能来综合判断。

24. 痛风的典型 X 线特征是什么？

患者咨询：前一段时间踝关节突发疼痛，医院急诊科医师让我去拍 X 线，我还不是很情愿，刚才听了你的解释，觉得拍 X 线检查还是必要的。请问专家：痛风的典型 X 线特征是什么？

专家回复：实际上单纯从 X 线上来看，大多数患者是很难确诊痛风的，除非有明显的改变。因为早期痛风关节的 X 线无明显改变，可能仅见到周围软组织的肿胀，但这不具有特异性，具体的诊断还要结合临床和实验室指标来看。随着病程的进展，有多年病程的患者，受累关节的 X 线可以有典型的改变：如附近的骨质可有穿凿样、虫蚀样、蜂窝状，或囊状透亮缺损，边界清晰，周边骨密度正常或增高，系由尿酸钠侵蚀骨质所致，甚至有痛风石的存在，这些即为痛风的典型 X 线特征。

25. 双源 CT 在痛风中的诊断价值是什么？

患者咨询：我是刚被诊断为痛风的患者，今年才30岁。听了你的讲解后，知道了 X 线在痛风诊断和治疗中的价值。但是，毕竟 X 线针对有关节破坏的患者才会有较好的诊断价值，我想问一下，有没有更好的检查手段来诊断痛风和监测病情呢？在医院向医师咨询后，医师建议我做双源 CT 检查。请问专家：双源 CT 在痛风中的诊断价值是什么？

专家回复：目前痛风的确诊主要依赖于偏振光显微镜下关节液或痛风石抽取物找到尿酸盐晶体，然而由于设备成本高、取材的有创性、操作技术要求高、小关节不易操作等，大大限制了该方法的临床普及，这就为痛风的病情监测和预后带来了不便。

双源 CT（DSCT）是近几年发明的一种成像技术，能无创、快速地扫描限定区域，通过分析物质的化学成分，区分并标记尿酸盐沉积物为特定的伪彩，同时其自带的自动化体积分析软件还可重现尿酸盐沉积物的有无、部位、形态、大小。该技术的应用包括识别尿酸盐沉积，尿酸盐沉积病变的评价，诊断痛风分期与其他关节疾病，以及确定非特异性痛风和非典型解剖位置的尿酸盐沉积。另外，还可以了解尿酸盐沉积的解剖分布，并测量单个尿酸盐沉积大小和尿酸盐沉积的总量以便于指导临床治疗。

总之，DSCT 有可能实现无创性诊断痛风，并通过运用其自带的体积测量软件检测患者体内痛风石的数量及总体积，为评估痛风患者尿酸盐沉积情况提供帮助，有助于痛风的诊断和病情监测。

26. 痛风应与哪些疾病相鉴别?

患者咨询: 我 1 周前出现脚踝的疼痛肿胀,还有膝关节的轻度红肿,到医院就诊,化验类风湿因子阳性,血沉升高,血尿酸轻度升高,踝关节及膝关节 X 线报告是轻度软组织肿胀。医师看了化验和检查结果,说可能是痛风,也可能是类风湿关节炎早期,需要进一步检查才能确诊。请问专家:痛风应与哪些疾病相鉴别?

专家回复: 就你提供的资料来看,的确不易诊断到底是类风湿关节炎早期还是痛风,类风湿关节炎与痛风也是经常需要鉴别的两个疾病。但是如果进一步化验可能有助于你的诊断,如抗角质蛋白抗体(AKA)、抗环瓜氨酸肽抗体(抗 CCP 抗体)、AFA(抗丝聚素抗体)、抗突变型瓜氨酸波形蛋白抗体(抗 MCV 抗体)、Ⅱ型胶原抗体及 APF(抗核周因子)在类风湿关节炎患者中具有很高的特异性,对类风湿关节炎早期诊断具有重要意义,其中抗 CCP 抗体更为常用且参考价值重大。诊断痛风同时需要与类风湿关节炎、蜂窝织炎、感染性关节炎等进行鉴别诊断,排除其他类型的关节炎。

(1)类风湿关节炎:多见于青年/中年女性,好发于手指小关节和腕、膝、踝等关节,表现为游走性、对称性多关节炎。可引起关节僵硬畸形,在慢性病变基础上反复急性发作，易与痛风混淆，但血尿酸不高，类风湿因子多数阳性，X线示关节面粗糙，关节间隙狭窄甚至关节面融合，与痛风骨质缺损有明显不同。诊断困难者，可用秋水仙碱作诊断性治疗，如为痛风服药后6～12小时症状可迅速缓解。

（2）化脓性关节炎与创伤性关节炎：痛风初发时与化脓性关节炎与创伤性关节炎相似，但后二者血尿酸盐不高，滑囊液检查无尿酸盐结晶。创伤性关节炎常有较重受伤史，化脓性关节炎滑囊液内含有大量白细胞，培养可得致病菌。

（3）蜂窝织炎：痛风急性发作时关节周围软组织常明显红肿，若忽视关节本身的症状极易误诊为蜂窝织炎。后者血尿酸不高，畏寒、发热及白细胞增高等全身表现更为突出，而关节疼痛往往不甚明显，注意鉴别不难诊断。

（4）假性痛风：为关节软骨钙化所致。多见于老年人，以膝关节最常累及，急性发作时症状酷似痛风，但血尿酸不高，关节滑囊液检查含焦磷酸钙结晶或磷灰石，X线片示软骨钙化。

（5）银屑病关节炎：常不对称性累及远端指间关节，伴关节破坏残废，关节间隙增宽，趾（指）端骨质吸收，骶髂关节也常累及。临床表现酷似类风湿关节炎，20%的患者伴有血尿酸增高，与痛风不易区别，若银屑病关节炎患者伴有典型银屑病皮疹就容易鉴别了。

27. 痛风的漏诊率、误诊率有多少？

患者咨询：听了您的讲解，认识到痛风的诊断还是很复杂的，我担心再去进行化验后还是不能搞清楚，又怕误诊误治。请问专家：痛风的漏诊率、误诊率有多少？

专家回复：你的担心也不无道理，痛风以往在我国发病较少，曾经痛风的漏诊、误诊十分普遍，在非风湿病科门诊误诊、漏诊率很高。近年痛风有明显增加的趋势，随着科普宣教及诊治规范化开展，这个现象才得以改善。误诊有下述4种具体情况：

（1）急性期被误诊为急性风湿性关节炎、丹毒、脉管炎、蜂窝织炎、化脓性关节炎、创伤性关节炎等。

（2）缓解期被误诊为类风湿关节炎、银屑病性关节炎、骨性关节炎等。

（3）因结石症可为痛风的首发症，易误诊为单纯性尿路结石。

（4）痛风结节破溃流出白色糊状物，易误诊为骨髓炎或结核性脓肿。

所以，既然误诊，那么治疗也只能是误治了，但现在随着医学水平的不断提高，误诊的情况得到改善，对于大型的综合医院里面都会设有专门的风湿病科，这种误诊的现象比较少。因此，在疾病不能够十分明确时应当到这类医院就诊，以降低误诊误治的概率。

28. 假性痛风是怎么回事？

患者咨询：我患关节炎已好几年了，在几家医院均被诊断为痛风，最近关节疼痛发作在医院住院，经过一系列的化验检查和治疗，病情很快得到了控制，出院诊断是"假性痛风"。这使我摸不着头脑了，"打假"都打到痛风头上来了，居然还有"假性痛风"一说。请问专家：假性痛风是怎么回事？

专家回复：假性痛风指的是焦磷酸钙双水化物结晶沉着于关节软骨所致的疾病。由于它是在 1961 年研究痛风的关节液时发现的，故称为假性痛风。与痛风不同的是，假性痛风与无机焦磷酸盐的产生和排泄有明显关联。假性痛风的急性发作，多是在结晶由软骨脱落至滑囊后而发生的急性关节炎症。而促使脱落的因素可能有很多，如创伤、甲状旁腺手术后等。它又可称焦磷酸钙双水化物沉积症或软骨钙化症，是由焦磷酸钙双水化物结晶诱发的滑膜炎。男女发病率相似，40 岁以下发病者少见，主要见于老年人，年龄愈大患病率愈高，从放射学软骨钙化看，65 ~ 74 岁阳性者占 15%，84 岁以上者可高达 44%。此病急性发作时突然起病，很像痛风，关节呈红、肿、热、痛的表现，关节腔内常有积液。好发于膝关节、髋、踝、肩、肘、腕等大关节，偶尔累及指、趾关节，但很少像痛风那样侵犯大踇趾，常为单个关节急性发作，手术和外伤可诱发。慢性的假性痛风可侵犯多关节，呈对称性，进展缓慢，与骨关节炎相似。假性痛风的临床表现与痛风相似，但较轻，四肢小关节较少受累；而痛风好发于四肢小关节；急性发作时血沉增快，白细胞增高，血尿酸值不高；关节滑液中可发现焦磷酸钙双水化物结晶；X 线片上可见关节软骨呈点状和线状钙化斑。

29. 继发性痛风是怎么回事?

患者咨询：医生，听了你的讲解，原来还真有假性痛风这个病。我以前有肾性高血压，后来关节疼痛又被诊断为继发性痛风。请问专家：继发性痛风是怎么回事？

专家回复：继发性痛风主要是由疾病、滥用药物等引起，可见于以下几个方面：

（1）血液病及其化疗、放疗后：由于细胞核破坏过多，核酸分解加速使尿酸来源增加。

（2）各种肾脏疾病（包括高血压性肾血管疾病晚期）：大多由于肾衰竭致使尿酸排泄减少，尿酸滞留体内，有时可使血尿酸达很高水平。

（3）长期服用某些药物：如小剂量阿司匹林、噻嗪类利尿剂、吡嗪酰胺、环孢素A、细胞毒药物、左旋多巴、果糖、乙胺丁醇、他克莫司、烟酸、甲氧氟烷等，均能影响尿酸代谢，使血液中尿酸水平升高，导致痛风的发生。

（4）慢性铅中毒：亦能使尿酸排泄受抑制。

（5）各种原因引起的酸中毒：当乳酸或酮酸浓度增高时，肾小管对尿酸的排泌受到竞争性抑制而排出减少，均能导致高尿酸血症，诱发急性痛风性关节炎。

继发性痛风的临床特点，除有明显的病因外，患者血尿酸浓度常较原发性者为高，尿路结石的发生率亦高。但由于病程不可能很长，关节症状不如原发性者典型，且往往被原发疾病所掩盖，不易被发现。

30. 老年性痛风是怎么回事？

患者咨询：医生，我今年73岁了，两年前关节突然间疼痛，但不是很剧烈，关节红肿也不是很明显。拍片后，医生说发现关节内有尿酸盐结晶，经化验血尿酸增高，医生诊断为老年性痛风，听了你上面的讲解，认识了痛风这个病，知道了假性痛风，但对老年性痛风还不了解。请问专家：老年性痛风是怎么回事？

专家回复：痛风是中老年人高发的疾病，尤其是老年患者，是一个特殊的群体，患痛风的临床表现与中青年患者有所不同。老年性痛风一般有下述 10 种特点：

（1）老年慢性痛风发生的原因主要是多基因遗传性肾脏排尿酸障碍，其次是多基因遗传性尿酸产生过多。这类患者往往有较长病史。

（2）老年患者继发性痛风较多。老年患者中女性占较大比例。这是因为女性患者痛风大多发生于绝经期后，而此时体内雌激素水平下降。

（3）老年患者痛风发作前常有前驱症状，表现为游走性关节刺痛、低热乏力、皮肤潮红、瘙痒等。老年患者影响多关节者较多，其原因可能与多种因素有关，包括同时具有慢性疾病，如肾病；长期使用某些药物，如小剂量阿司匹林等；以及老年患者可能具有多关节发病的倾向，而且可以没有急性间歇性单关节炎的病史。

（4）老年患者较易影响手部小关节，其中老年女性更为多见，有时与骨性关节炎较难鉴别，关节边缘的侵入性改变和骨溶解是痛风的特征性改变。

（5）老年患者在疾病早期极易发生痛风石，且可以发生在非典型部位。

（6）老年患者的发病常与长期使用利尿剂或与肾功能减退有关。长期使用利尿剂的原因主要是合并高血压和心脏病。

（7）老年患者常有高血压、动脉硬化、糖尿病和不同程度肾功能不全，应考虑痛风和这些伴发病在治疗上的矛盾及药物的相互作用，不能忽视对原发病的诊治。老年人易发生泌尿系感染，更易形成肾结石。

（8）老年患者痛阈值升高，致关节疼痛感觉减弱，较少有强烈的关节剧痛，以钝痛的慢性关节炎较多见，易与常见的骨关节炎等其他类型关节炎混淆，有时须经关节腔抽液检出尿酸盐结晶才确诊。

（9）老年患者可因动脉硬化而导致肢端血运不畅，痛风性关节炎会表现为关节持续红肿。如继发感染，则易形成慢性溃疡。应注意与慢性骨髓炎、丹毒等鉴别。

（10）40岁以后血尿酸升高，50岁可达生理性峰值，老年人可因偶然高蛋白饮食而造成一过性高尿酸血症，故不能只依据一次血尿酸升高就轻率诊断痛风。无痛风病史而接受放化疗的老年患者也会发生急性尿酸性肾病。

31. 少年性痛风是怎么回事？

患者咨询：我祖祖辈辈都是北方的农民，改革开放后有幸到深圳工作，并在此成家立业，儿子已上了初中，正憧憬着美好的未来。一天夜里胖儿子半夜突然脚踝痛醒，把我们吓了一跳，从此打乱了往日平静的生活。因为他反复发作，看了几家医院也没有确诊，最近才被诊断为痛风，听医生说少年儿童患痛风和成人不一样。请问专家：少年性痛风是怎么回事？

专家回复： 的确如此，痛风的老、中、少是不完全一样的。少年儿童痛风是指痛风患者的发病年龄在16岁以下，多见于男性，而10岁以下患者则极为少见。但少年儿童痛风的病情较重，预后差，容易出现肾衰竭或其他并发症。一般有以下特点：

（1）大都有家族史，阳性率高达70%以上，远远超过一般痛风患者15%~25%的阳性率。

（2）病情重，血尿酸水平较高，且尿酸排出量大都增加，提示体内尿酸生成明显增多。

（3）绝大多数患者为继发性痛风，多为先天性酶缺陷或有白血病、淋巴瘤、恶性肿瘤等疾病。

（4）以痛风肾或尿酸性肾结石多见，肾功能损害严重，容易死于肾衰竭或感染。

（5）痛风性关节炎出现相对较晚，但比较严重，疼痛剧烈，发作频繁，间歇期短，甚至持续性发作，无明显间歇期。

（6）预后差，病死率高，治疗效果不理想。

对于已经诊断的少年性痛风患者，病因诊断尤为重要，应尽早确定患者是否存在各种恶性疾病，以便及早治疗，更要注意保护患者的肾功能，预防或延缓肾衰竭的发生。

第四章

西医疗法

　　有些人经常会出现跖趾关节、踝、跗区和膝关节剧烈疼痛，常在夜间因急剧的关节肿痛而醒来，关节局部疼痛，肿胀，皮色潮红，甚至发亮，活动受限，导致生活质量的下降，整日心烦意乱，不知道自己得了什么病，也不知道能否治好，迫切需要知道怎样调养身体，日常生活应该注意些什么，那你怎样才能得到正确的知识和有益指导呢？

　　痛风一旦被确诊，首先应该做适当的检查，找出痛风的原因及是否有相关疾病。其次接受专科医师针对高尿酸血症的治疗，一般治疗包括控制饮食、避免诱发因素、多饮水、给予碱性药物如碳酸氢钠；在急性期则给予非甾体抗炎药物或秋水仙碱缓解急性症状；慢性期需给予排尿酸药如苯溴马隆等，或用抑制尿酸生成药别嘌呤醇，或两类药物同时运用；间歇期和无症状高尿酸血症可按上述原则治疗。如果早期进行合理治疗，一般均能得到良好康复，极少发生严重的并发症，但这是建立在有专科医师指导和合理治疗的基础上的。如果长期误诊或不正规治疗，可能会发展为慢性痛风性关节炎、痛风石广泛形成、关节畸形和功能障碍、痛风性肾病、肾功能不全和尿路结石等多种并发症。疾病晚期往往失去了痛风治疗的最佳时期，治愈的难度会大大增加，有时甚至临床症状也难以控制，最终可能发生残废或死亡。

1. 患了痛风该怎么办？

患者咨询：我的奶奶出现关节肿痛好几年了，总是反复发病，最近又犯病了，脚肿得很厉害，而且过了半个月还不消肿，一个月竟犯了两次。父亲带奶奶去看病，在医院化验了风湿免疫 10 项基本正常，血尿酸是 498μmol/L，医生说是得了痛风。请问专家：患了痛风该怎么办？

专家回复：你的奶奶生病，确实会给家里带来不小的麻烦。医生诊断你奶奶患了痛风，看来是十有八九的事了。就痛风而言，女性患这个病的比较少，而且患这个病的大多数女性都在更年期之后。不过无论多大年龄，只要出现突发性关节疼痛，并且持续数日，就应该引起足够的重视，及时到有风湿科的大医院去看病，测一测血中尿酸是否超标，并由医师做出判断是否真得了痛风。

一旦被确诊为痛风，首先应该到综合医院的风湿病科（有痛风专科最好）或去风湿病专科医院就诊，做相应的检查，找出痛风的原因及是否有相关疾病。临床上痛风可以分为原发性和继发性两种，继发性痛风的病因去除之后，尿酸值通常会恢复正常。而原发性痛风目前还原因不明。其次是与医师讨论何时开始使用降尿酸药物。只要长期耐心接受专科医师的治疗，预后是良好的。即使痛风发作也不用担心，目前已有效果比较好的药物治疗痛风，关键是要坚持正规治疗和坚持随访。痛风是一种比较容易治疗的疾病，但这是建立在有专科医师指导和合理治疗的基础上的。如果长期误诊或不正规治疗，可能会发展为慢性痛风性关节炎、痛风石广泛形成、关节畸形和功能障碍、痛风性肾病、肾功能不全和尿路结石等多种并发症。疾病晚期往往失去了痛风治疗的最佳时期，治愈的难度会大大增加，有时甚至临床症状也难以控制。但如果早期进行合理治疗，一般均能得到良好康复，极少发生严重的并发症。发达国家的痛风患者已很少发生严重并发症，但国内患者伴有巨大痛风石者还是很常见的，甚至发生残废。

最后，再次向你强调，一旦被确诊为痛风，关键是到痛风专科就诊，坚持治疗，坚持随访。千万不可迷信电线杆上的"牛皮癣"小广告，那是"江湖郎中"夸大其词的宣传，只会延误对病情的控制。

2. 高尿酸血症需要治疗吗?

患者咨询: 我在体检中发现血尿酸升高,被诊断为高尿酸血症,但并没有发展成痛风,到很多家医院就诊过,有的医师说不需要吃降尿酸的药物,有的医师说需要吃,甚至要吃碱性药物等,现在弄不清楚是否需要治疗。请问专家:高尿酸血症需要治疗吗?

专家回复: 你这个问题在目前确实没有一个统一的说法,所谓仁者见仁、智者见智。在我们看来,这要看个人的具体情况,因人而异,不能一概而论。高尿酸血症与痛风可以被看成是一种疾病发展过程中的两个阶段,因此,高尿酸血症应当看成是一种疾病状态。如果其他肾功能检查项目没有问题的话,单纯高尿酸血症(其血尿酸结果低于540μmol/L)可以不用降尿酸药物干预,平时饮食上注意少吃含嘌呤代谢物多的食物,诸如海鲜、肉类、啤酒、火锅等就可以了,经过饮食调整和适当的运动,过一段时间后,尿酸结果就可能趋于正常。如果血尿酸数值达到540μmol/L以上,且患者本身伴有高血压、高脂血症、冠心病、肾功能不全等疾病时,就要积极使用降尿酸药物控制尿酸了。高尿酸血症达到一定高值会形成尿酸盐结晶在组织、关节腔内沉积,造成痛风,但有些人长期高尿酸血症并不发生痛风,通常认为不必治疗,但也不等于不去管它。因为持久的高尿酸血症，有可能造成尿酸盐结晶在肾盂、输尿管或在肾小管及肾间质沉积，造成肾损害，引起肾结石，所以应该寻找高尿酸血症的原因，如药物因素（利尿剂、降压药、化疗药），饮食方面（高嘌呤食物、嗜酒等），某些疾病（肾病、血液病、糖尿病等）或肥胖等。找出原因，降低血尿酸有益无害。对所有高尿酸血症都应积极采取有效措施纠正高尿酸血症，以防止它发展为痛风。

3. 高尿酸血症如何治疗？

患者咨询：我前不久化验的血尿酸值是 597μmol/L，按照你的解释，我的高尿酸血症还是应当好好关注的。请问专家：高尿酸血症如何治疗？

专家回复：我们正常的血尿酸值是男性<416μmol/L（7mg/dl），女性 < 357μmol/L（6mg/dl），你的尿酸确实过高，是需要重点关注的。你现在已经意识到这个问题，觉悟很高，及时做到未雨绸缪，防患于未然将受益终生。高尿酸血症与临床痛风之间没有严格的界限，所以对高尿酸血症患者何时能演变成痛风，很难做出准确的预测，90% 的高尿酸血症患者终身不出现症状，仅一小部分多年后出现痛风的表现。一般而言，不需要药物治疗，但应注意以下三点：①通过饮食疗法，避免高嘌呤、高热量的食物，不酗酒，劳逸

结合，避免精神紧张。②通过运动疗法，减轻体重，避免肥胖。③经常体检，定期复查血尿酸，并注意血压、血糖、血脂、肾功能的状况。如果经过上述方法或停用影响嘌呤代谢的药物后，血尿酸却仍持续6个月较高者，可考虑药物治疗。药物治疗，可降低血尿酸水平，减少痛风的急性发作，防止痛风石的形成，减轻肾脏损害。目前临床上，继发性高尿酸血症多用别嘌呤醇治疗，原发性者可用非布司他、别嘌呤醇或苯溴马隆治疗，同时大量饮水。在尿酸值虽高于正常，但又没有太高时，可用中医中药进行调理，常会收到意想不到的效果。

4. 痛风治疗的总体原则和目的是什么？

患者咨询：我只身在外打工，上个月我的父亲在中秋节夜间突然出现脚痛，彻夜难眠，听说后被吓坏了，以为得了什么重病，心急如焚，赶快寄钱让他上医院，医生诊断是痛风，说是不会要命，但得按基本原则长期坚持治疗。请问专家：痛风治疗的总体原则和目的是什么？

专家回复：为你父亲的病这样寻根究底，短短几言，足见孝心！所谓原则是做事情的总纲，只要把握住总纲，什么事情都会按部就班地得到合理解决。治疗疾病也是一样，都有一个处理原则，只要把握住了原则，就不会误治，或贻误病情。很多患者没有这个意识，不会去了解一个病总的治疗原则，往往顾了这点忽视了那点。

目前痛风的病因还不是很清楚，因此，无论是原发性痛风还是继发性痛风，大多缺乏病因治疗。虽然没法针对病因进行治疗，但仍然有它的治疗的总体原则，大致如下：①避免发作诱因，如劳累、精神紧张、受潮、受凉、创伤等。②避免使用抑制尿酸排泄的药物，如利尿剂、阿司匹林等药物。③合理的饮食控制：譬如要节制饮食，减轻体重；严格限制富含嘌呤的食物；禁酒，尤其是啤酒。④充足的水分摄入。⑤规律的生活习惯。⑥适当的体育活动。⑦有效的药物治疗。⑧定期的健康检查（主要是检测血尿酸）等。

治疗痛风不是把血尿酸控制正常就完事了，还要有更进一步的治疗，以总体治疗原则为前提，力求能够达到下列目的：①减少尿酸合成，促进尿酸排泄，从而纠正高尿酸血症，使血尿酸浓度经常保持在正常范围内，以争取病情好转。②尽快地缩短与中止痛风性关节炎的急性发作，最大限度地减少复发次数，从而防止慢性痛风性关节炎的形成与关节损害，保证关节功能正常。③防止痛风性肾病的发生与泌尿系统尿酸结石的形成，以保持良好的肾脏功能。④控制或纠正其他并存的代谢紊乱和疾病状态，例如高脂血症、高血压、糖尿病、肥胖、动脉硬化及冠心病等，以消除卒中（脑血管意外）、心律失常、心力衰竭、心肌梗死等威胁生命的严重并发症。⑤稳定患者的健康状况，增强体质，控制病情发展，使患者能正常生活与工作。⑥对已有皮下痛风石或泌尿系统结石形成的病情，更应加强各种治疗措施，以中止尿酸沉积所引起的组织器官损害，使病情长期稳定而不再发展，达到带病延年的目的。

5. 痛风治疗的五大目标是什么?

患者咨询：我 1 个月前出差去深圳，宴请完客户后，晚间出现左踝关节剧烈疼痛，到医院里被诊断为痛风，在当地治疗 2 天，症状缓解后就回来了。记得在那里，医生说了痛风的治疗有五大目标，由于脚疼心烦，没有仔细听。请问专家：痛风治疗的五大目标是什么?

专家回复：其实这是从治疗和预防的角度提出的，和上一个问题有相似之处。一般认为，在痛风治疗的总体原则和总体目的的前提下，力求能够实现下列 5 项目标：①尽快中止急性关节炎发作，减轻痛苦，减少损害，缩短疗程。②防止关节炎复发，最大限度地减少反复发作的次数，从而防止慢性痛风性关节炎的形成与关节损害，保证关节功能正常。③纠正高尿酸血症，使尿酸浓度经常保持在正常范围内，以争取病情逆转。防止因尿酸盐沉积于肾脏、关节等所引起的并发症。④防止痛风性肾病的发生与泌尿系统尿酸结石形成，以保持良好的肾功能。⑤提高生活质量，延长寿命。

6. 痛风治疗的总体措施是什么?

患者咨询：我上次因痛风发作住院治疗，又吃药又打针，还有贴药膏、理疗，挺复杂的。请问专家：痛风治疗的总体措施是什么?

专家回复：你上次住院治疗主要针对你的痛风急性发作，讲究综合治疗，从饮食到休息，从原发病到并发症的治疗，都不可以偏废。总的来说，痛风的治疗措施包括以下六个方面：①一般治疗；②急性痛风性关节炎的治疗；③间歇期的治疗；④慢性关节炎期及痛风结节的治疗；⑤痛风性肾病及泌尿系统结石的治疗；⑥并发疾病的治疗。本病由于不同的阶段临床表现各不相同，所以治疗应根据不同的阶段和不同的临床表现分别论治。

7. 痛风急性期应如何治疗?

患者咨询：此前我发作过一次痛风，虽然很痛，但忍 2 天也就过去了。我昨天夜间右脚大踇趾处突然出现刀割样疼痛，痛处不能触摸，非常痛苦，实在难以忍受。去了医院急诊，医师说是痛风急性发作，给点止痛药和别嘌呤醇就让我回来了，今天症状缓解了一些，但仍然肿痛得厉害。请问专家：痛风急性期应如何治疗？

专家回复：在痛风急性发作时，关节局部和周围红肿热痛，尤其是疼痛剧烈犹如刀割或撕筋裂骨般痛苦。患者常于夜晚突发跖趾、踝等小关节剧痛而惊醒，痛处不能触摸，即使碰触被单或周围震动亦使疼痛加剧，以致患者辗转反侧，痛苦不堪，难以忍受，活动不便。急性发作期一般持续数小时乃至数日或更久。这个时期治疗，当尽快控制急性关节炎的发作，消炎镇痛，以减轻患者的痛苦。但是在急性发作期不能使用降尿酸药物，否则很容易引发转移性痛风发作。所以，这个时候给别嘌呤醇是不对的。

急性期应绝对卧床休息，抬高患肢，避免受累关节负重。一般应休息至关节疼痛缓解 72 小时后才可开始活动。注意保暖，不穿"小鞋"。饮食要以素食为主，饮食控制"八字方针"：动物内脏、海鲜、啤酒。同时喝充足的水分，每天要喝 2 000ml 以上的水，碱化尿液，保证尿量，可以促进尿酸由肾脏排泄，并可预防尿路结石。痛风急性期的治疗从西医方面来说，包括以下几个方面：

（1）非甾体抗炎止痛药：疼痛剧烈时可首选双氯芬酸钠制剂，前3天可加倍服用。该类药物品种繁多，选择余地较大。有胃肠、肾脏病变或老人患病时，可用对消化道副作用小的新一代选择性COX-2抑制剂。这类药物不能联用，且不宜长期服用，症状减轻后即应减量或停用。

（2）秋水仙碱：该药为本病急性发作的特效药。值得注意的是，因大量使用常有胃肠不适或腹泻等副作用，因此应重视其预防痛风发作的功能，而在急性期少用。所以，现在急性期也主张小量使用秋水仙碱，每次0.5mg，每日3次，且没有长期使用的必要。治疗过程中要定期复查血常规，以防白细胞减少。老人及肝肾功能不好的人要非常小心使用。

（3）肾上腺糖皮质激素：在上述药物效果不佳时采用，肾上腺糖皮质激素能够迅速缓解急性发作，但停药后易有反跳，宜小剂量、短疗程使用，有口服、静脉使用、肌注及局部关节注射等不同使用方法，根据临床表现情况选择。

（4）新药治疗：当上述药物无效，或当患者使用上述药物有禁忌时，或遇到难治性痛风，可以考虑使用生物制剂如IL-1受体拮抗剂治疗。

需要说明的是，在痛风的治疗中我们中医认为秋水仙碱及肾上腺糖皮质激素能不用就尽量不用，这是中医的优势，是我们引以为豪的地方，后面中医部分会详细介绍。

8. 痛风间歇期和慢性期还要继续治疗吗?

患者咨询: 我是一位不久前刚被确诊为痛风的患者,急性疼痛发作一次,经过 1 周左右被治好了,医师说现在是间歇期了,但仍然需要治疗,进一步问他,说将来慢性期还需要更为长久的治疗,但我实在不情愿。请问专家:痛风间歇期和慢性期还要继续治疗吗?

专家回复: 我的意见和那位医师是相同的。生了病就需要治疗,不管你情愿不情愿。痛风急性发作时,一般经过 1~2 周的治疗,急性关节炎症状基本都能被控制,患者除病变区皮肤色泽变暗外,症状基本消失,从而进入间歇期。痛风在两次发作之间的间歇称为痛风的发作间歇期。不同患者间歇期长短不一,多数患者一年内复发,此后每年发作数次,而且愈发愈频,受累关节越来越多,病情也越来越难控制。许多患者在急性关节炎被控制后,以为疾病被彻底治愈了,万事大吉了,加之工作忙等原因就放弃治疗,又不注意调养,结果很短时间内又再次发作。其实,急性关节炎缓解后,局部炎症虽然消除,但嘌呤代谢障碍并未解除,血尿酸依然升高,故间歇期仍需坚持治疗。而慢性期则病程较长,没有明显的发作期和间歇期的界限，关节受累较为广泛。根据大量临床资料分析和验证，在间歇期和慢性期的治疗主要是维持血尿酸值在正常范围和预防急性发作。为保证有效，药量要足，定期复查，长期维持，并终身监护。

9. 痛风慢性间歇期应如何治疗？

患者咨询：听了你的解释，看来是要长期坚持治疗，但我现在处于痛风慢性间歇期，没有什么症状，该如何治疗呢？是中医还是西医治疗的方法好？请问专家：痛风慢性间歇期应如何治疗？

专家回复：这个问题确实很重要，知道其中道理可以有助于预防和减少痛风的复发，减少其并发症的出现。一般说来，痛风病在间歇期，常不表现出明显的症状，可称无症状间歇期。尽管没有什么症状，仍须积极治疗，方可防其复发。

降尿酸治疗开始同时预防治疗：任何痛风持续活动的临床证据（痛风石、近期有急性发作或慢性痛风性关节炎血尿酸值未达标）应继续用药预防。

预防发作治疗的疗程：无痛风石者血尿酸达标后3个月，有痛风石者血尿酸达标后6个月。

预防发作治疗的方案：首选口服小剂量秋水仙碱，推荐剂量每天0.5~1.0mg，轻度肾功能不全无需调整剂量，定期监测肾功能；中度肾功能不全患者剂量减半，0.5mg，隔日一次口服或酌情递减；重度肾功能不全或透析患者避免使用。秋水仙碱无效时采用非甾体抗炎止痛药，使用时关注胃肠道、心血管、肾损伤等不良反应。对于有冠心病等慢性心血管疾病者，应权衡利弊，慎重选用抗炎止痛药。秋水仙碱和非甾体抗炎止痛药疗效不佳或存在使用禁忌时改用小剂量泼尼松或甲基泼尼松（小于等于每天 10mg），同时注意监测和预防骨质疏松等不良反应。预防治疗维持 3~6 个月，根据患者痛风性关节炎发作情况酌情调整。

10. 痛风为什么要长期治疗?

患者咨询: 我的一个朋友今年 40 多岁了，前几天在一起吃海鲜，结果回去的时候突然脚红肿痛起来，连路都走不了，以为得了什么重病，紧张得不行，急忙送到医院，医师诊断是痛风，服药两天后就缓解了。今天打电话约他什么时间去喝酒，他说什么也不肯了，说医师要他戒酒、海鲜、动物内脏等，还说要长期治疗。我觉得没那么严重，要是真的那样不是很惨啊。请问专家：痛风为什么要长期治疗?

专家回复: 你的朋友做得对。能够按照医师说的去做，对自己的病情将来大有好处，你如果和他是真的好朋友，就应当帮他坚持执行医师的叮嘱，严格戒酒尤其是啤酒，海鲜和动物内脏等高嘌呤食物做到最大限度的限制。因为这个病需要"长治才能久安"。痛风是一种慢性疾病，耐心长期服药是成功治疗的不二法门。如果服用降尿酸药物一段时间之后，因痛风不再发作而停药，血中尿酸不久后会再度升高，通常痛风也会趁机再度发作。无症状之高尿酸血症大多不需要服药，但应找出其基本原因，并可使用饮食和运动疗法降低尿酸以及预防痛风发作。如果曾经发作过就要积极开始治疗，开始（低嘌呤）食物控制，之后若是再有发作，就要开始使用降尿酸药物，这样一来既可使痛风不会再发作，更可避免痛风并发症的产生。即使现在不痛还是要长期服药，因为根据临床观察发现，没有治疗的痛风患者，几乎都会得痛风石，虽然痛风石大部分时间不会疼痛，但它却影响患者的日常生活，对关节的破坏是在持续进行的，其对肾脏的损害也在潜移默化之中，同时，也容易合并糖尿病、高血压等其他并发症。所以说这个病需要长期治疗。

11. 为什么要重视痛风缓解期的治疗？

患者咨询：我今年45岁，是个跑运输的老板，膝关节疼痛5年，劳累和吃鱼肉后症状加重，曾到过多处就医，病情仍反反复复，把我折腾得够呛。1个月前跑运输到深圳，顺便到医院就诊，测血尿酸755μmol/L，被诊断痛风，吃了一段时间的中西药物之后，总算不痛了，于是高高兴兴把药瓶子都甩掉了。可前天到医院复诊，医师说不能麻痹大意，在缓解期仍然要重视治疗。请问专家：为什么要重视痛风缓解期的治疗？

专家回复：有这种疑问的患者，在临床上非常多。痛风缓解期往往症状轻微，患者认为可治可不治，这是十分有害的想法！只注意痛风发作次数的多少、轻重或尿路结石的有无及其症状是极其片面的。疼痛发作，就吃几片西药，顶过去了事，平时什么药也不吃，且不注意避免诱发因素的发生，这是十分错误的！体内血尿酸持续偏高或波动是十分有害的，尿酸盐结晶在体内对肾功能的损害是持续存在的，这才是痛风的可怕之处，也是重视缓解期治疗的原因所在。一旦发现肾功能受损便为时已晚！我们不主张盲目长期服用西药，但要听从专科医生医嘱，定期复查肝功能、肾功能等，有不适及时向医生反馈，医生会根据你的情况调整用药，把尿酸控制在达标范围内，预防痛风发作，甚至缩小痛风石。

12. 痛风的并发症应如何治疗？

患者咨询：我患痛风已经10余年了，一直在断断续续治疗，病情控制不太理想，1年中可能会发作一两次，血尿酸反反复复高于正常值。前不久去医院复诊，结果显示血尿素氮偏高，血胆固醇也高，医师说是痛风的并发症出现了，并说进一步加重会导致肾衰竭、动脉硬化等，建议我规律治疗痛风及其并发症。我很紧张，想尽快治疗啦。请问专家：痛风的并发症应如何治疗？

专家回复：能够让你紧张也是好事，说明已经引起了你的重视。之所以出现尿素氮、血脂升高，是由于你的病未得到有效的控制，长此以往，并发症会越来越多，也会越来越重，那时候恐怕是为时已晚。不过现在亡羊补牢还来得及，所以不必过于紧张。痛风常常会伴有如肥胖症、高血压、糖尿病、高脂血症，随这些疾病会出现动脉硬化、冠心病、尿路感染、肾结石甚至肾衰竭等更为严重的并发症，如果出现这些并发症，则应当积极处理，同时进行有关治疗，针对不同的并发症，治疗方法也不相同。牵涉到每个系统的并发症，最好由专科的医师协同治疗，如冠心病由心血管医师会诊，肾衰竭由肾内科医师会诊。痛风石溃破成瘘管者应予以手术刮除，以减轻肾脏负担，到了晚期，患者在关节附近渐渐增长凹凸不平的包块，尿酸沉积破坏关节造成关节僵硬、畸形，不仅影响美观，而且行动不便，穿鞋、穿衣困难，走路疼痛。此时需由骨科医生手术切除痛风石及矫正畸形关节。痛风关节炎患者产生耐药或不能忍受药物的不良反应时，应尽早进行关节镜下微创手术等。

13. 痛风石可以手术吗?

患者咨询: 我的痛风病已经 10 余年，自己一直没有重视，发作时治疗一下，好的时候就没有严格的控制饮食。近 3 年逐渐在脚踇趾及脚踝处出现硬块，去医院看，医师说是痛风石，要求我继续服药物治疗，说如果继续长大，就需要开刀治疗。请问专家:痛风石可以手术吗?

专家回复: 很多人都是这样，有症状的时候要死要活的，没有症状时若无其事，不理不睬，这实际上应了一句俗话:好了伤疤忘了痛。其实，一旦"染"上痛风，几乎是终身疾病，需要坚持不懈，长期治疗，只有这样，才能"长治久安"。痛风有 10 余年病史，没有进行严格的治疗和预防，出现痛风结石也不足为奇。据统计，痛风患者中有 20%～30% 皮下出现痛风石，由于痛风石多发生在四肢关节及附近，患者关节功能严重下降、致残，甚至失去自理能力。部分患者痛风石手术后创口长期不能愈合，有些医生就不愿意做这种手术。

痛风石形成是因为患者长期血尿酸增高，形成尿酸钠（MSU）结晶，沉积在各组织器官。除脑以外的内脏器官均可发生结石，以肾石症最多见。体表结石主要发生在四肢关节及附近的组织，结石出现的早晚、增长速度与血尿酸增高水平、高尿酸血症持续的时间及急性关节炎在同一关节发作次数呈正相关。结石严重者，手或足的数块骨骼全被结石占据。如果结石初始于软组织，可使皮肤变薄、破溃，MSU 结晶或小结石不断流出，形成溃疡和窦道，反复细菌感染，破口可数年乃至十多年不能愈合，合并骨髓炎者也并不罕见。因此应尽早手术取石。手术对象主要是指关节及附近的结石：①凡结石直径超过 2cm 或出现多个结石，使体内尿酸池明显增大，影响降尿酸治疗者。②已有溃疡、窦道或骨髓炎形成，使破口长期不愈合者。③结石影响关节功能、活动明显受限的患者。

因此，你对号入座，看看自己是否需要手术。需要特别提出的是，做手术之前，应把血尿酸降至正常或近于正常水平，积极治疗高血压、糖尿病及合并肾功能损害等相关疾病，待病情稳定后再手术。当然，最好还是到医院的专科请医师做出评判，给你合适的建议。

14. 痛风治疗效果如何？

患者咨询：上周公司组织体检，我的化验结果显示血尿酸升高，体检医师说是痛风的前奏，以后患痛风的可能性比较大，并且建议我饮食控制，定期复查；如果继续升高，可能需要治疗；如果出现脚趾或者脚踝肿痛，就是痛风发作，需要及时治疗。但我对这一无所知，不知将来要是患了有没有办法治疗。请问专家：痛风治疗效果如何？

专家回复：你的血尿酸升高确实是患痛风的危险信号，如果任其发展下去，有可能不久就会出现痛风发作，所以体检医师建议你积极饮食控制，这确实是金玉良言，如果你的血尿酸升高不明显，暂时可以不用治疗，但是日常生活要特别注意有所节制。如果血尿酸高于正常值 1.5 倍，就需要及时治疗。目前对痛风的治疗，中医或中西医结合治疗的效果基本得到业内人士的一致肯定。所以万一痛风发作也不用担心，目前已有效果比较好的药物治疗痛风。首先应该做适当的检查，来找出痛风的原因及是否有相关疾病（痛风虽然是一种病，但也有许多疾病或情况会造成痛风，应该一并加以治疗），并与医师讨论何时开始使用降尿酸药物。长期耐心接受专科医师的治疗是克服痛风唯一的途径。

15. 痛风的疗效标准如何？

患者咨询：我的父亲患痛风 10 多年了，也到很多医院看了不少医师，有中医也有西医，病情完全控制没有发作的最长时间将近 3 年，医师告诉我虽然目前已经治愈，但以后仍会发作。我想知道痛风有没有一个判定疗效的标准，如何才能确定痛风已经得到控制或达到痊愈。请问专家：痛风的疗效标准如何？

专家回复：下面是临床常用的治疗评判标准。一般情况下，痛风的疗效标准分临床治愈、好转和无效三级。

（1）临床治愈：①临床症状消失；②血及尿液中尿酸含量正常，肾功能正常；③连续随访两年以上无复发。

（2）好转：①在服药情况下，症状缓解；②血及尿液中尿酸含量接近正常，肾功能好转。

（3）无效：临床症状和化验结果无明显变化。

你的痛风经过治疗后近 3 年没有复发，如果血尿酸一直在正常范围的话，根据这个标准，确实可以说在那一个阶段治愈了。但是，引发痛风发作的因素有很多，且与日常生活习惯关系非常密切，如果未加注意的话，那么即使控制很长时间也会复发，所以即使治愈了，这个病仍然需要注意防止复发，在日常饮食上下些功夫，争取永久不复发，告别痛风之苦。

16. 判断痛风治疗是否有效的指标有哪些？

患者咨询：我看过很多医师，治疗的效果不尽相同，中医医师的用药好像差别大一点，而其他西医医师用的药物都差不多，有的能控制几年，有的只能控制几天，为什么治疗效果会有这么明显的差别。请问专家：判断痛风治疗是否有效的指标有哪些？

专家回复：你说的这个情况不错。这个病西医的治疗基本上是一样的，急性期和间歇期以及慢性期各有各的治疗原则，所以用药不会有多大差别，如果各位西医医师治疗效果有较大差别，那有可能是你平时的饮食控制不同的缘故，也可能是医师治疗的时机把握得不太一样。由于中医医师的经验积累的不同，对痛风的辨证差别很大，用药也不一样，不同的医师，其治疗效果肯定是不相同的。痛风经过积极的综合治疗，如能达到以下指标，说明治疗效果良好：①痛风性关节炎不再发作，关节功能及形态均保持正常；②没有痛风石和泌尿系统结石；③常见并发症（高血压、高脂血症、肥胖、糖尿病、动脉硬化和冠心病）能得到有效控制；④血尿酸长期稳定在正常范围（最好在360μmol/L以下），尿常规和肾功能正常，关节X线检查正常。

17. 痛风急性期能用降尿酸药物吗？

患者咨询：我是搞药物研究的，对临床医学治疗疾病并不在行。现有一朋友患痛风两年多，先为右脚、后为左腿，采用多种药物治疗，昨天再次发作，我知道急性期只能缓解症状，看到书上说急性期治疗就是对症处理。请问专家：痛风急性期能用降尿酸药物吗？

专家回复：急性发作期和病情缓解期的用药原则是不同的。大家知道痛风急性发作时疼痛来势凶猛，疼痛剧烈，此时治疗上应以抗炎止痛为主，非甾体抗炎药如双氯酚酸钠等是必要的选择。其次就是应用秋水仙碱，激素类药物有时也被应用，尤其是疼痛剧烈，使用非甾体抗炎药疗效不好时。但是现实生活中经常可以见到非风湿科医生治疗急性痛风时使用降尿酸药物，为此导致痛风转移发作的也屡见不鲜。在急性发作期应用降尿酸药物，如抑制尿酸生成药别嘌呤醇、非布司他及排尿酸药苯溴马隆等，反而有可能引起痛风的急性发作。因为服用这类药物后，会引起血尿酸浓度突然降低，使关节中早已存在的尿酸钠结晶释放、溶解，又会出现一个短暂高尿酸血症和痛风的发作。所以，在痛风急性发作时，需用非甾体抗炎药等控制一段时间后，再用抑制或排泄尿酸的药物，并且合并用药一段时期。这种缓缓降尿酸的方法，可以借用一句时髦的经济学用语，叫"软着陆"。所以，凡事欲速则不达。

18. 痛风慢性间歇期如何使用降尿酸药物?

患者咨询: 我是工程学的硕士,今年才26岁,痛风已确诊好几年了。以前是左脚的第一跖趾关节疼痛,现在因为打了一次篮球变成右脚第一跖趾关节肿痛了,而且疼痛比以前还厉害。这是不是转移性痛风呢?我间歇期吃的是苯溴马隆,血尿酸降下来后,还要吃多久维持疗效呢?请问专家:痛风慢性间歇期如何使用降尿酸药物?

专家回复: 你才26岁就患上痛风,确实有点惨,不过从你身上也可以看出痛风近年发生的流行病学改变,就是越来越年轻化,它不再是中老年人的"专利"了。痛风没有转移这个概念,只是发作的部位不同而已,它不会固定在一个部位的。下面给你介绍一下使用降尿酸药物的时机及可选择降尿酸的药物。其时机为:①经饮食控制后血尿酸仍然大于535μmol/L;②每年急性发作在两次以上;③有痛风石形成或有肾功能损害者或伴有心脑血管疾病者;④在急性期不宜使用降低尿酸药物。降尿酸药物的选择可见以下几种情况:

(1)促进尿酸排泄的药物:这类药物可以促进尿酸由肾脏排泄,进而降低体内的尿酸水平,适用于血尿酸增高、肾功能尚好、无肾结石,24小时尿尿酸水平低于3.57mmol(600mg)者。此类药物须白天服用，并喝充足的水，促进尿酸由肾脏排泄，以避免结石的生成。肾功能不好、已有肾结石者慎用。现在临床上常用苯溴马隆，为强有力的利尿酸药，每日50mg，每日1次，早上服用。毒性作用轻微，对肝肾功能影响较小。但偶有胃肠道反应。此类药物还有丙磺舒、磺吡酮等也可选用。

（2）抑制尿酸生成的药物：这类药物可以抑制体内尿酸的合成，降低体内的尿酸含量。抑制尿酸生成的药物，常用主要有别嘌呤醇、非布斯他。别嘌呤醇适用于尿酸生成过多，血尿酸显著升高，对排尿酸药物过敏或无效的患者，肾功能不全者慎用。美国食品和药品监督管理局（FDA）推荐别嘌呤醇的用量：初始剂量为100mg/d，逐渐加量到600mg/d。剂量的调整可根据用药后血液中尿酸浓度的变化来决定。该药的副作用有皮疹、药物热、消化道反应、白细胞及血小板减少，甚至肝肾功能损害。用药期间可发生尿酸转移性痛风发作。非布司他片是另外一种抑制尿酸合成的药物，可同时通过肝脏代谢和肾脏清除，不完全依赖肾脏的排泄功能。因此，该药针对轻中度肾功能不全者亦可使用，且无须调整使用剂量。

（3）药物选择：①有关节炎急性发作史而无痛风石和肾结石，肾功能正常，血尿酸增高及24小时尿尿酸少于600mg者，选用排尿酸药如苯溴马隆或丙磺舒。定期查血尿酸并调整剂量至血尿酸少于

357μmol/L 后，维持治疗；②有关节炎急性发作史及伴发肾结石、肾功能不全或可见痛风石、血尿酸增高及 24 小时尿尿酸超过 600mg 者，选用别嘌呤醇或非布司他片，定期查血尿酸并调整剂量至血尿酸少于 357μmol/L 后维持有效治疗量；③在血尿酸明显升高及痛风石大量沉积的患者可以将排尿酸药和抑制尿酸生成药物合并使用，以防止渐进性痛风性并发症。你可以根据以上的说明选择适合你的治疗药物。

19. 使用降尿酸药物的注意事项有哪些?

患者咨询：我是一位男性患者，今年 50 岁，已经被诊断痛风有 10 余年，全身膝关节、踝关节等反复疼痛，曾查 B 超有双肾多发结石，一直服用秋水仙碱、立加利仙（苯溴马隆）、别嘌醇等药物，请问专家：使用降尿酸药物的注意事项有哪些?

专家回复：你反复有全身多处关节疼痛，说明你的痛风还没有得到较好的控制。而且你又有双肾结石，可见你的病情比较麻烦，需要很好的控制才行。秋水仙碱不是降尿酸的药物，它对痛风性关节炎有选择性的消炎作用；发作数小时内使用，对关节的红、肿、痛效果较好，所以常常是在急性期应用。如果没有关节的疼痛，可以使用降尿酸药物如苯溴马隆、别嘌呤醇等，具体注意事项如下：①必须遵循"不加不减"的原则，即不在痛风急性期使用（不加）；一旦在服用降尿酸药物过程中出现痛风发作，宜维持原方案继续服用（不减）；②降尿酸药物一般在新近发作控制后 3～5 天开始；③降尿酸药物开始必须小剂量，达到疗效后，应逐渐减量，降尿酸不宜过快以免诱发急性关节炎；④用药期间尤其是用排尿酸药者需注意多饮水；⑤碱化尿液：使用碱性药物，如苏打片以碱化尿液，有利于尿酸排泄；⑥不宜使用抑制尿酸排泄的药物如利尿剂、小剂量阿司匹林等；⑦监测血尿酸浓度和药物毒副作用，如肝肾损害，骨髓抑制，胃肠反应、皮疹、过敏反应等。

20. 高尿酸血症对胎儿有影响吗？

患者咨询：我姐姐现在怀孕 5 个多月了，前不久去产前体检的时候，发现血尿酸 480μmol/L，但没有什么症状，医师说怕会患痛风，嘱咐我们定期检查。请问专家：高尿酸血症对胎儿有影响吗？

专家回复：你说的情况临床上比较少见，因为临床上女性痛风较少，且有妊娠需求的更是罕见。你的姐姐目前只是单纯的高尿酸血症，没有临床症状，如果化验前都是严格按化验要求饮食控制的话，最好严密监测肾功能，检测有没有其他引起继发性高尿酸血症的疾病。如果没有的话，暂时可以不去干预，通常认为妊娠期女性患急性痛风性关节炎的危险性明显较低，因为此时肾上腺皮质激素分泌较多，其有抗炎的作用。高尿酸血症对胎儿应当不会有什么太大影响。一旦患急性痛风性关节炎，像别嘌呤醇、秋水仙碱、苯溴马隆都不能用，需要到医院由专科医师指导用药。

21. 影响尿酸排泄的药有哪些？

患者咨询： 我患高血压多年了，正按医生开的处方服用一种叫"寿比山"的降压药，血压控制得还可以。不料今年体检时发现尿酸升高，咨询风湿病科的医师后得知可能与服的降压药"寿比山"有关，改换降压药后，果然过了一段时间复查就正常了。请问专家：影响尿酸排泄的药有哪些？

专家回复： 降压药寿比山（吲达帕胺）含有利尿剂成分，虽然可以降血压，但用久了会影响尿酸排泄而使血尿酸升高。除了利尿剂外，还有抗结核药、阿司匹林、抗生素等都会阻碍尿酸的排泄。但是遇到疾病时一定要权衡利弊，该用的药还是要用，如痛风患者并发急性感染，不能因为怕影响尿酸排泄就不用抗感染治疗，耽误病情。

22. 治疗痛风的西药毒副作用有哪些?

患者咨询: 我的爷爷年事已高,原来患有冠心病,曾经吃一种叫阿司匹林的药物,后来引起胃出血,当时很严重,差点丢了性命。最近被诊断为痛风,去医院医生开了一堆药回来,有西药也有中成药,回来后没有怎么敢吃药,总担心药物的副作用,不知道该如何选择使用。请问专家:治疗痛风的西药毒副作用有哪些?

专家回复: 你爷爷年纪已大,有过因为药物的副作用而引起严重后果的经历,所以慎重选择药物是非常正确的,治疗痛风的药物确实有很多副作用。西药治疗痛风虽然在急性期有效,但药物副作用大,不宜长期服用。痛风的治疗关键是坚持长期用药,使血尿酸保持正常水平,从而避免病情恶化及并发症的发生。下面把常用的治疗痛风的药物副作用列举出来,供你参考:

(1)秋水仙碱:急性期首选,但慢性痛风无效。毒副作用:①胃肠不适、出血性胃肠炎;②白细胞减少;③再生障碍性贫血;④脱发;⑤肌病;⑥肝肾功能损害;⑦精神抑郁等。

(2)止痛药:消炎痛(吲哚美辛)、布洛芬、炎痛喜康(吡罗昔康)等,此类药物不宜多服、久服。毒副作用:①胃肠反应、出血、溃疡、穿孔;②皮疹皮炎；③白细胞、血小板减少；④头痛、眩晕；⑤肝肾功能损害等。

（3）苯溴马隆：促尿酸排泄。毒副作用：①胃肠功能紊乱；②肾绞痛；③痛风急性发作；④皮疹；⑤骨髓抑制等。

（4）别嘌呤醇：抑尿酸生成。毒副作用：①皮疹甚至剥脱性皮炎、荨麻疹；②骨髓抑制；③溶血性贫血；④中毒性肝炎。一过性谷丙转氨酶升高；⑤血管炎、眼损害；⑥白内障；⑦末梢神经炎；⑧黄嘌呤结石等。

如果痛风现在不是急性发作期，可以选择较为温和的中成药或者中药治疗，这样一般不会有较大的副作用。如果在急性期，关键还是要及早应用非甾体抗炎药，因为曾经有过吃阿司匹林引起胃出血的经历，这时可选用西乐葆（塞来昔布胶囊），必要时再加用抑酸护胃药，以避免引起胃溃疡、出血。

23. 怎么防治别嘌呤醇引发的药物性剥脱性皮炎？

患者咨询：我是一名退休老工人，刚确诊患了痛风，血尿酸 545μmol/L，于是吃了别嘌呤醇，结果吃药后第 3 天就出现双上肢皮肤红斑，数天后发生脱屑，皮肤皲裂，口角还发生溃烂。到了医院才知道，原来是服用别嘌呤醇引起的不良反应——药物性剥脱性皮炎。请问专家：怎么防治别嘌呤醇引发的药物性剥脱性皮炎？

专家回复：你的遭遇很不幸。别嘌呤醇常见的不良反应有皮疹、腹泻腹痛、低热、暂时性转氨酶升高或粒细胞减少，严重的会出现罕见但死亡率极高的剥脱性皮炎。如遇不良反应，需要立即停药。药物性剥脱性皮炎是一种累及全身或几乎全身皮肤的慢性红斑鳞屑性皮肤病。在国外相对发生较少，在亚洲人群会多一些，我们黄种人有一个基因 HLA-B5801，阳性率较高，故使用前最好检测一下该基因，如果阳性，禁用别嘌呤醇。即使阴性，仍有可能会出现剥脱性皮炎等不良反应，需要使用过程中观察。本病起病突然或者是逐渐发展，主要症状为全身皮肤泛发持续性红斑，灼热，皮肤干燥，肿胀，或轻度渗液，红斑发生数天后，继而发生持续性脱屑，出现皮肤皲裂，大片脱落。该病急性期发病急骤，严重损伤皮肤及黏膜，创面似二度烧伤，往往并发感染，继而损伤肝、肾及肺等脏器，严重者可出现休克，危及生命，病死率较高。因此，要非常重视它。就治疗来说，临床一旦出现皮疹，应立即停止服用别嘌呤醇，鼓励患者多饮水以加速药物自体内排出。到医院就诊，如果是此不良反应，应给予抗组胺药以缓解皮肤瘙痒及水肿，维持水、电解质平衡。如果皮肤出现破损，宜结合抗感染治疗以避免感染。皮肤破损程度严重的需外科治疗。

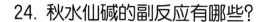

24. 秋水仙碱的副反应有哪些?

患者咨询: 我是一位自由职业者,平时爱吃海鲜、喝啤酒。一次朋友聚会后,半夜里脚背突然疼痛,难以行走,被送往医院急诊。医生初步判断是得了痛风,给我开了秋水仙碱,吃了几片,果然疼痛就有减轻,以为神药。不料到了第二天中午,就出现了腹泻,一天下来,拉了十几次,考虑是药物的副作用。请问专家:秋水仙碱的副反应有哪些?

专家回复: 秋水仙碱仍然是试验性诊断痛风的首选药物,但其副反应也不容忽视。秋水仙碱可引起严重的恶心、呕吐、腹泻等胃肠道副反应,引起的腹泻可造成严重的电解质紊乱,尤其在老年人可有严重的后果。合并溃疡病的患者忌口服。此外,应注意诸如白细胞降低、脱发、肌病、肝肾功能损害等副反应。静脉注射时,应注意缓慢注射(注射时间大于 2 ~ 5 分钟),切勿使药物外漏。预防性口服秋水仙碱同时给予静脉注射可引起严重的骨髓抑制,甚至死亡。所以,秋水仙碱的副反应同时也限制了它的临床应用。

25. 痛风患者都宜服用丙磺舒吗?

患者咨询: 我的父亲得了痛风,今年夏天开始疼痛发作,脚的跖趾关节疼痛,手的指甲旁疼痛,用中药贴敷后好转。疼痛间断发作，直至我国庆节回家才告诉我。回来后我给他买了秋水仙碱、丙磺舒、别嘌呤醇、芬必得等，但医院的大夫说丙磺舒现在已经很少用了，因此想知道为什么这个药现在较少使用。请问专家：痛风患者都宜服用丙磺舒吗？

专家回复：看来你还是了解一些医学知识的。丙磺舒现在较少应用还是因为它的副作用较大，可以引起肝肾功能改变、骨髓的抑制等，而且降尿酸效果不明显。因此，不是每个痛风患者都宜使用。有下列5种情况的痛风患者不宜服用丙磺舒：①对磺胺类药物有过敏史者；②已有肾功能损害者；③有明显的肝功能异常及肝病者；④有严重的胃肠疾病如溃疡病、严重的胃炎等；⑤白细胞减少及有严重贫血者。你买的其他几种药物差不多可以针对你父亲痛风的急性期治疗和间歇期、慢性期治疗了，平时注意饮食控制，还可以再到中医院风湿病科开一些中成药或者中药，那么治疗基本上是比较理想了。

26. 痛风患者能用激素吗？

患者咨询：我的一个叔叔60岁了，曾患过痛风，但是早就不吃药了。前几天因为膝关节疼痛肿胀，到医院就诊，医师说是关节腔存在积液，用针管抽出了大约50ml黄色液体出来，医师说是痛风导致的，建议在关节里打点激素进去。听说激素有很多副作用，有点担心。请问专家：痛风患者能用激素吗？

专家回复： 痛风引起关节腔积液在临床上是有的，你叔叔的病情可能要准确诊断一下。如果确实是痛风所致，可以关节腔抽液，但是腔内注射激素还是要慎重。临床上使用的激素一般是肾上腺糖皮质激素，具有抗炎、抗免疫、抗毒素和抗休克作用。不可否认激素在目前风湿病治疗中的运用十分重要，运用恰当，往往可以起到截断病势，减少损害，力挽狂澜，甚至起死回生的作用。正因为如此，激素也极易被滥用。对于痛风患者而言，激素仅用于痛风关节炎急性期，病情十分严重，不能耐受秋水仙碱和非甾体抗炎药物，或经中西医治疗无效时，能够迅速缓解急性发作，减轻痛苦，一般建议1年内不超过3次关节腔内注射激素或至少间隔3个月。长期激素治疗，停药后极易发生"反跳"现象，使原有症状加重。加之激素长期使用可发生较多副作用，故不能长期使用。在痛风发作的间歇期则不主张使用激素进行治疗，而应该以降低血尿酸为主要治疗方法。

激素"立竿见影"的作用也极易被一些江湖游医所利用。他们往往在自配的药物中加上激素成分，却虚假宣传为"纯中药制剂"见效快，一旦停用极易反跳，使患者贻误病情。

痛风容易复发，若长期、大量滥用激素，势必造成满月脸、水牛背、诱发感染、骨质疏松、股骨头坏死、高血压、糖尿病、高脂血症等。而痛风患者本身就常常合并高血压、糖尿病、高脂血症等，这样不仅治不了病，反而雪上加霜。关节腔积液可以在抽液后腔内注射一些中成药如青藤碱提取物等，也可以外敷中药，同样可以起到很好的效果。

总之，痛风关节炎急性期应尽量避免长期、大量或不规范使用激素，以免对以后的治疗和恢复产生不良影响，发作时到痛风专科就诊才是上上之策。

27. 痛风患者能用非甾体抗炎药吗？

患者咨询：曾几何时，看到别人走起路来蹒跚的样子总是不屑一顾，也不想多管别人，更不想过问，以为那都是别人的事。没想到我居然被痛风袭击了，刚开始左脚踝关节只有一点点痛，当时老妈刚好从老家来，陪她老人畅游了几个旅游点，没想到第二天自己的脚就开始剧痛了，脚板连地都不敢触到，因为一点到地就觉得左脚的踝关节被锯一样难受，于是就去找医生看，一化验，血尿酸 600 多 μmol/L，于是就给我开了双氯芬酸钠（戴芬），看药品说明说是非甾体抗炎药。请问专家：痛风患者能使用非甾体抗炎药吗？

专家回复：你现在是在痛风发作期间，不要乱吃药。给你几点小建议，发作期间要控制饮食，不可乱吃，多喝水，注意休息抬高患肢，用双氯芬酸钠或塞来昔布止痛。双氯芬酸钠或塞来昔布都是非甾体类抗炎药物。这类药物的处方量是仅次于世界上的第一大处方量——抗生素，几乎每一个医生都开过此类药物。痛风像其他关节炎一样，在急性发作关节疼痛肿胀难以忍受时，只要没有禁忌证，均可使用非甾体抗炎药以抗炎镇痛，减轻痛苦。但是，非风湿病专科医生很容易像使用抗生素一样，在一种药物无效时改为用二联甚或三联。服用此类药物致消化性溃疡或上消化道出血甚至肝肾功能损害者也时有发生。此类药物只能单用，不能联用，用一种药物 1 周后无效或不能耐受时，才考虑更换另一种；同时使用胃黏膜保护剂，或使用新一代选择性 COX-2 抑制剂药物，如西乐葆。如果两种或两种以上非甾体抗炎药联用的话，不仅不能提高疗效，反而加倍增加副作用的发生。所以，用药如用兵，不可不慎。

这类药物的副作用也时有发生，如腹痛，腹泻，恶心，消化不良，腹胀，呕吐，胃炎，便秘，皮疹，头晕，头痛，月经过多。肝病患者可出现转氨酶（如 ALT、AST）和胆红素增高。偶见肾脏损害。但主要的是消化道的症状，如果已经有胃溃疡、肝病或肾病，选择药物需要谨慎，必须要在医师指导下用药。

28. 痛风患者能用抗生素吗?

患者咨询: 我痛风的老毛病又犯了,右脚肿痛的不能行走。到附近一诊所就诊,医生给我开了地塞米松和罗红霉素,吃了四天疼痛就缓解了。昨晚陪外甥女去买衣服,回来后就觉得脚又不行了,又开始肿痛了,不知如何是好。请问专家:痛风患者能用抗生素吗?

专家回复: 你说的这种情况在乡下或小诊所里屡见不鲜,这样治疗极不合理! 一是用激素不合理;二是用抗生素更不合理。你的脚消肿是激素起的作用,关于应用激素,前面已经说过,这里不再重复,劝君再也不要服用这类激素药了,这无异于饮鸩止渴。由于风湿免疫学科发展较晚,风湿病知识普及不够,使得风湿病的治疗中存在许多误区,痛风关节炎急性发作时滥用抗生素就是其中的一例。风湿病中能使用抗生素的大致有以下 4 种情况:①急性风湿热;②感染性关节炎,尤其是化脓性关节炎;③反应性关节炎;④系统性红斑狼疮、皮肌炎等风湿病合并有感染时。在目前临床中,由于基层医院风湿病的检查不够完善,诊断水平不高,加之风湿病本身的疑难复杂性,所以一旦碰到急性关节炎的患者,很容易受传统观念影响而使用抗生素。在痛风急性发作时可以出现发热、头痛、白细胞升高及血沉加快,很容易使一些缺乏经验的医生误以为"感染性关节炎"，便轻率地使用抗生素，不仅不利于降低血尿酸，白白浪费医疗资源，而且加重肾脏损害和增加患者经济负担，反而迁延病情。但是，也有医生或患者会说，痛风复发时，一打消炎针就会好转，这往往是在使用抗生素时，加进了价格低廉的激素（多是地塞米松）在起作用。所以，痛风患者一般不用抗生素。一旦发作，应尽量到风湿科或痛风专科就诊。

29. 使用痛风药物的注意事项有哪些？

患者咨询：我患痛风有 4 年了，昨晚左膝疼痛，就去药店买了一盒秋水仙碱服用。按照说明书，第 1 小时吃 2 粒，以后每隔 1 小时服 1 粒，这样一共服了 5 粒，就出现了拉肚子，今天已拉了 4 次，肚子有点痛，胃也有点难受，也怀疑是服药所致，不吃了，还是觉得全身无力，非常困，很想睡觉。真是"是药三分毒"呀！请问专家：使用痛风药物的注意事项有哪些？

专家回复：其实，每种药物都有副作用，所谓"是药三分毒"。因此，不管我们生什么病，吃药的时候都得了解一些起码的常识，这样才能让药物的毒副作用对我们的伤害减少到最低程度。对于痛风患者，治疗时，患者自己首先要分清楚并且了解哪些是止痛药，哪些是降尿酸药物，两者使用的时机完全不同。止痛药是关节突然急性疼痛时使用，不痛时就要停用，而降尿酸药物一般没有止痛效果，但可以使尿酸降至正常范围及预防痛风发作，所以平常要每日服用。

上述两种药物使用的时机不同，应由医师根据病情及个人需要处方，才可使不必要的副作用降到最低（这是医生的责任）。常常可以见到朋友（往往是出于好心）介绍什么药物就拿来吃，也不管自己适不适合，也不管用的时机对不对（如在急性发作期应用降尿酸药物），等到有副作用出现再去找医师就只有自作自受了。每种药物的具体注意事项如下：

（1）苯溴马隆：与阿司匹林及其他水杨酸制剂同服，可减弱本品的作用。不良反应较少，仅少数患者可出现粒细胞减少，故应定期查血象。

（2）别嘌呤醇：个别患者可出现皮疹、腹泻、腹痛、低热，暂时性转氨酶升高或粒细胞减少。本品服用初期可诱发痛风，故于痛风刚开始 4~8 周内可与小剂量秋水仙碱合用。服药期间应多饮水，并使尿液呈中性或碱性，以利尿酸排泄。与 6-巯嘌呤（6-MP）合用时，可使后者分解代谢减慢而增加毒性。6-MP 用量应减至常用量 1/4 左右。不与氯化钙、维生素 C、磷酸钾（或钠）同服，因可增加肾脏中黄嘌呤结石的形成。不与布美他尼、呋塞米、美卡拉明及吡嗪酰胺合用，因可增加血中尿酸浓度。肾功不良的患者可使别黄嘌呤在体内蓄积，使本剂的不良反应增多。

（3）秋水仙碱：你这是以前的服用方法，现在建议的服用方法是痛风发作 12h 内尽早使用，超过 36h 后疗效显著降低。1 次 0.5mg，1 日 3 次。因毒性较大，有胃肠道反应、骨髓抑制、脱发、四肢酸痛、发麻和局部刺激性等。年老、体弱、心血管疾患及肝、肾功能不良患者慎用。

（4）碳酸氢钠（小苏打）：口服后中和胃酸时可产生大量二氧化碳，增加胃内压力，并使胃扩张，故常有嗳气，并刺激溃疡面，对严重胃溃疡患者有引起胃穿孔的危险。胃内压和 pH 值的升高还能刺激胃幽门部，反射性地引起促胃泌素的释放，导致继发性胃酸分泌增加。如长期大量使用，可能引起碱血症，均需注意。由于本品存在一定缺点，治溃疡病时常与其他碱性药物组成复方使用，也常与解痉药合用。充血性心力衰竭、水肿和肾衰竭的酸中毒患者，使用本品应十分慎重。静滴本品时，由于迅速的碱化作用，对低钙血症患者可能产生阵发性抽搐，而对缺钾患者则可能产生低钾血症（如心肌毒性）的症状。不宜与胃蛋白酶合剂、维生素 C 等酸性药物合用，因可使各自疗效降低。由于可能产生沉淀或分解反应，本品不宜与重酒石酸间羟胺、庆大霉素、四环素、肾上腺素、多巴酚丁胺、苯妥英钠、钙盐等同瓶静脉滴注。

此外，服药时还应当注意以下事项：①注意定期监测血尿酸，根据症状和血尿酸情况调整药物用量和治疗方案。②密切注意药物的副作用。③在服药期间，一旦有不适，应及时到医院复诊，由医师判断是否药物副作用所致，并酌情处理。

30. 为什么服药期间还会有痛风发作？

患者咨询：我哥哥突发左大脚趾关节疼痛，红肿之余，又有灼热感。就诊后医生检查及验血后，诊断患了痛风，于是就开了治疗痛风的药物服用。治疗几天后，疼痛症状完全缓解了，去复诊时医师又让验了血，说仍然需要吃药治疗，于是给开了一个叫"尤诺"的药物，但是，几天后莫名其妙地又出现了右踝关节的肿痛，是不是这些药物没有效果？请问专家：为什么服药期间还会有痛风发作？

专家回复：不是药物没有效果，这是一个转移性痛风的问题，患者在使用降尿酸药物治疗初期，血尿酸水平的急剧下降，可使关节组织释放出不溶性针状尿酸钠盐，使关节腔内的尿酸浓度显著升高，从而激发炎症反应。这也正是为什么在痛风急性发作期不能应用降尿酸药物的原因。一般来说，关节内外尿酸浓度的平衡需要 1～3 个月，待这种平衡基本建立后，继续用降尿酸药，关节炎极少再发生。很多患者由于

在用降尿酸药物治疗初期有急性关节炎发作，而误以
为降尿酸药无效，甚至怀疑或否定痛风病的诊断而终
止治疗，以致延误病情。

31. 痛风合并糖尿病该怎么办？

患者咨询：我是一名退休工人，3 年前确诊患上
了痛风，在坚持治疗，病情控制得还可以。今年体检
发现血糖升高，到医院做糖耐量试验，结果诊断为 2
型糖尿病。本来尿酸正常，在服用一段时间降糖药
后，发现尿酸又升高了。我很纳闷，想问是否是服用
降糖药影响的呢？请问专家：痛风合并糖尿病要怎
么办？

专家回复：你深入思考，善于动脑，主动关注自
身健康，这很难得。一般来说，痛风患者发生糖尿病
的概率比一般正常人高 2～3 倍。痛风和糖尿病均为
代谢性疾病，其发生都与体内糖、脂肪、蛋白质等的
代谢紊乱有关，是进一步导致心脑血管疾病的元凶，
因此一定要引起重视。痛风合并糖尿病时，除饮食控
制、减轻体重、适当运动及改变不良生活方式外，其
治疗与非痛风患者基本相同，各类降血糖药对血尿酸
并无不良影响，一般不会引起痛风性关节炎的发作。
磺脲类降糖药是最常用的一类药，其中格列苯脲、格
列齐特等长期服用都能影响肾脏功能，减少尿酸的排

出，使血尿酸升高发生痛风。这类药中的格列喹酮对尿酸影响不大，痛风伴糖尿病者可选用。有人研究发现，磺脲类中的乙酰磺酰环己脲有降糖、降尿酸的双重作用，降尿酸作用可持续 8～10 小时。双胍类降糖药的重要不良作用之一是服药后使体内乳酸积聚，乳酸能抑制肾脏近曲小管的尿酸分泌，使尿酸排出下降，血尿酸升高。胰岛素是治疗 2 型糖尿病的良药，但该药在参与体内代谢过程中，可促进嘌呤合成尿酸增加，使血尿酸增高。有人认为，胰岛素可使血尿酸升高，甚至引起痛风性关节炎急性发作，但在临床实践中这种情况极少见，故痛风合并糖尿病患者只要有使用胰岛素的指征，应及时采用，以便有效地控制血糖。

32. 痛风合并高血压该怎么办?

患者咨询：我父亲患痛风已有 10 多年了，虽然在间歇期时服用了别嘌呤醇，在平时的饮食上也很注意，但是去医院复查血尿酸还是高于正常水平。在医生的询问下才发现，父亲正服用"北京降压 0 号"治疗高血压，听说这种药会影响尿酸的排泄。请问专家：痛风合并高血压该怎么办?

专家回复：像你父亲这种情况临床上也十分常见。痛风患者常常合并高血压，痛风和高血压都属代谢综合征范畴。两病伴发的概率很高，有人报道，10%～20%的高血压患者伴发高尿酸血症或伴发痛风，痛风伴有高血压者高达30%以上。高血压和痛风不但病情变化互相影响，如治疗不当，其所用药物也会相互加重病情。痛风合并高血压患者应在治疗原发病的同时积极进行降压治疗。降压药物的选择要充分考虑某些药物对血尿酸的影响，如使用不当可导致痛风性关节炎的发作。

目前降血压药大致分为钙离子阻滞剂、β-肾上腺能受体阻滞剂、血管紧张素转换酶抑制剂、利尿降压剂、血管紧张素受体阻滞剂等5类。我们来看看降压药与痛风的关系。

①利尿剂。依他尼酸、呋塞米、氨苯蝶啶等均可降低尿酸的排泄，甚至使血尿酸明显升高而导致关节炎发作，故痛风患者不宜作为首选使用。其中保钾利尿剂，如螺内酯，其作用于肾小管的远端，是一种醛固酮受体拮抗剂，影响血尿酸作用相对较弱。目前不少复方降压药如复方降压片、北京降压0号、寿比山中都含噻嗪类利尿剂。北京降压0号是一种复方的制剂，有利血平、氢氯噻嗪、利眠宁（氯氮䓬）、肼苯哒嗪这四种成分，虽然它的降压效果好，但是长期服用会引起低钾、全身无力、心动过缓或抑郁症，还影响尿酸排泄。现在临床已不提倡使用这种降压药了。但是由于它价格便宜，降压效果好，许多老百姓都在

服用。②β-肾上腺能受体阻滞剂，可使肾血流量减少，不利于尿酸的排泄，也不宜使用；但也有说其对尿酸代谢几乎无影响，不增加但也不改善高尿酸情况，故不推荐。③钙离子阻滞剂，这类降压药也能通过阻碍肾脏排泄尿酸，升高血尿酸浓度，诱发或加重痛风；在钙拮抗剂中，氨氯地平是对于尿酸代谢几乎没有任何影响的药物。④血管紧张素转换酶抑制剂，这对尿酸代谢的影响尚存在争议，有人认为可作为痛风合并高血压患者降压的推荐药物，但也有相反观点质疑其只能扩张肾动脉的一部分，使用后反而会减少肾脏的总血流量，加重高尿酸血症。如卡托普利等口服后，约40%患者出现血尿酸轻度至中度升高，老年患者血尿酸升高的发生率可达70%以上。⑤血管紧张素受体阻滞剂，可以增加肾脏血流量，其中如科素亚（氯沙坦钾片）、代文（缬沙坦）等是痛风合并高血压患者良好的降压药物，它不仅有可靠的降压效果，而且有抑制肾小管对尿酸重吸收的作用，从而在降低血压的同时，可降低血尿酸。

血压控制不佳时，宜选择使用对肾脏具有保护作用的ACEI/ARB或钙拮抗剂。氯沙坦是目前唯一一种既能降低血压又能降低血尿酸水平的降压药物，故成为此类高血压患者的首选治疗药物。对于伴有高尿酸血症的高血压患者，一般是应该慎用利尿剂的。但是某些必须使用利尿剂否则就很难控制血压的患者，则可以临床酌情使用。

总之，痛风合并高血压的患者，应尽量选择这几类药物中对血尿酸无负面影响或影响小的降压药。即使用同一种降压药，对血尿酸的影响也有个体差异。所以患者在长期用这些降压药的过程中，要经常检测血尿酸的浓度，如用某种降压药后血尿酸水平不断升高，应换药或增加降尿酸药的用量，使血尿酸保持正常水平，以防发生痛风。

33. 痛风合并高脂血症该怎么办?

患者咨询：我是一位企业高管，患痛风 5 年了，伴随着社会地位的升高，身体的有些指标也悄悄升高，几年来，先后有了血糖、血压的升高，同时还有高脂血症。请问专家：痛风合并高脂血症该怎么办?

专家回复：生活贫困可催生疾病，生活富裕了，疾病就会远离我们而去吗? 答案显而易见是否定的。你患的是"富贵病"，是典型的代谢综合征患者。痛风、高血压和糖尿病都是代谢综合征的主要疾病，同时容易合并血脂异常。痛风合并高脂血症的治疗原则为饮食控制、合理运动。单纯依靠降血尿酸药虽可使血尿酸值降至正常，但高脂血症不会随血尿酸下降而改善。因此，饮食控制、合理运动仍是治疗高脂血症的基础，二者不能奏效时，则可使用降脂药。降脂药物的选用依高脂血症的类型而定。

（1）高甘油三酯血症：是痛风患者最常见的并发症，宜选用纤维酸类（贝丁酸类）药物，如吉非贝齐（诺衡）、非诺贝特（力平之）等。

（2）高胆固醇血症：宜选用羟甲基戊二酸单酰辅酶 A 还原酶抑制剂，即他汀类，如辛伐他汀（舒降之）、洛伐他汀（美降脂）、普伐他汀（立普妥）等。

（3）混合性高脂血症：宜采用上述药物联合治疗，但一般不主张两类降脂药同时服用，因为这将大大增加药物副作用的发生率，尤其是肝脏受损，肝酶升高及肌肉病变，如肌炎的发生率明显升高，故宜两类降脂药物周期性交换使用。

（4）降脂中药：品种比较多，副作用小，但降脂效果参差不齐，常用的制剂有血脂康胶囊、绞股蓝皂苷、月见草油丸、心血康、毛冬青片、复方丹参片、生脉饮等，均可随证选用。

34. 痛风合并冠心病该怎么办？

患者咨询： 我的父亲患有痛风 5 年了，今年又并发了冠心病。请问专家：痛风合并冠心病该怎么办？

专家回复： 有资料表明，痛风患者合并冠心病的发病率是非痛风患者的 2 倍。痛风患者易合并冠心病的原因是，尿酸盐可直接沉积于动脉血管壁，损伤动脉内膜，刺激血管内皮细胞增生，诱发血脂在动脉管壁沉积而引起动脉硬化。所以，高尿酸血症应被视为容易导致动脉硬化及冠心病的危险因素之一。痛风患者的心脏血管容易发生动脉硬化的情形，导致血液无法充分送达心脏，血液循环功能不良，引起心绞痛、心肌梗死等心脏病的概率就特别高，尤其是原本就患有高脂血症的痛风患者更是容易发生各种心脏疾病。

痛风患者合并冠心病时，最主要是积极治疗冠心病，当然痛风的治疗也不能松懈。戒除烟、酒和适当的运动锻炼，并有针对性地扩张血管、解除痉挛、改善血液循环，以预防和减轻冠心病和心肌梗死的发作。扩张血管药物可选用硝酸酯类，常用硝酸甘油和消心痛（硝酸异山梨醇酯）等。此类药物能有效地扩张冠状动脉，缓解血管痉挛，增加侧支循环血流，改善供血状况，同时又可扩张周围小动脉和小静脉，减少回心血量，减轻左心室前负荷及室壁张力，改善心肌血液供应。β- 肾上腺能受体阻滞剂、血管紧张素转换酶抑制剂及钙离子拮抗剂中个别药物虽然也可扩张血管，在动脉粥样硬化及冠心病、心肌梗死治疗中常用，但因个别药物可使肾血流量减少，不利于尿酸排泄，故痛风患者应慎用或不用。

此外，痛风合并动脉硬化患者还可选用中成药制剂，如复方丹参滴丸、地奥心血康等药，其扩张血管作用持久，副作用小，便于使用。

35. 痛风合并肥胖症该怎么办?

患者咨询： 我是一名痛风患者，且体形肥胖，听说只要减了肥，痛风也会治愈，我有点怀疑，减肥真的能治疗痛风吗？请问专家：痛风合并肥胖症该怎么办？

专家回复： 肥胖可以说是痛风、高脂血症、糖尿病的"序幕"。判断是否肥胖有具体的标准，当然，标准体重的计算方法有很多种，其中适用于东方人的方法即 [身高（cm）－100]×0.9=体重（kg）。用这种方法计算出来的体重即标准体重，如果实际体重超过标准体重20%以上时，就称为肥胖。一般来看，痛风患者的体重虽然超出标准体重很多，但从外观上来看还是给人一种肌肉结实的感觉。

尿酸的新陈代谢与肥胖之间的关系，有不少地方尚不清楚。在同样肥胖的状况下，肌肉越结实，尿酸值也就越高。肥胖与痛风两者之间，有一点不能忽视的就是，减肥速度过快，会容易使尿酸急剧增加，导致痛风的发作。这是因为当减肥过度时，体内脂肪的新陈代谢也随着加快，它又阻止了尿酸的正常排泄，使体内的尿酸增加。总之，不论是痛风或者高尿酸血症患者，如果你刚好也是一位比较肥胖的人，那么千万不要急于减肥，要保持一个均衡的饮食数量，最好是每个月减肥3kg以下。

痛风合并肥胖症的治疗原则为饮食控制、合理运动及减轻体重。在基础治疗执行仍不能奏效时，则可联合应用降尿酸药和减肥药。减肥药如下：①中枢性减肥药。西布曲明是美国食品和药品监督管理局（FDA）和我国国家药品监督管理局（SDA）第一个批准的中枢性减肥药，其特点是疗效可靠，副作用小，具有良好耐受性，且能降低血胆固醇和甘油三酯，增加胰岛素敏感性，从而有利于降低血糖，并通过减轻体重，高血压也可获得改善。②非中枢性减肥药。奥利斯他（赛尼可），是目前唯一的非中枢性减肥药，已通过批准临床应用，它主要通过抑制胃肠道的脂肪酶而阻断脂肪水解，从而减少脂肪吸收，可使膳食中的脂肪吸收量减少30%，体内脂肪储存量也相应减少而达到减肥目的。奥利斯他口服后仅有1%被吸收，故副作用极小，除具有减肥作用外，对高脂血症亦有良好治疗作用，且能改善糖代谢。

第五章

中医疗法

痛风，顾名思义，疼痛剧烈，来时如风，就像是中医所说的"风"加"痛"。中医所说的"痛风"一词最早出现在梁代《名医别录》一书中，可谓痛风之源。自"痛风"出现到元代以前，古代医家没有对它进行明确的阐述。元代朱丹溪在总结前人思想的基础上结合自身实践，创立了与痛风性关节炎非常接近且具有专指性的病名——"痛风"。

中医"痛风"的概念，以前多称为"痹病""痛痹""风痹""白虎历节风"等，认为痛风的形成，主要在于先天禀赋不足，脾肾功能失调，复因饮食劳倦、七情所伤等酿生湿浊，痰浊流注关节、肌肉、骨骼，致气血运行不畅；气血失畅，瘀血凝滞，痰瘀交结而致关节肿大畸形。痛风的病位初期表现在肌肤、关节之经脉，继而侵蚀筋骨，内损脏腑。本病的性质为本虚标实，以脾肾亏虚，脾运失调，脏腑蕴热为本，在出现症状之前即有先天脾肾功能失调。以湿浊、毒邪、痰瘀为标，病久不愈，损伤脾肾，致脾肾阳虚，浊阴毒邪内蕴，发为"关格"之变。中医治疗以辨证论治为主，根据本病本虚标实、虚实夹杂的病机特点，标本兼顾，扶正祛邪。整体观念是中医疗法与西医对症治疗的最大区别，是中西医结合治疗痛风的切入点，西医应用非甾体抗炎药控制急性症状，如果结合中医的清热利湿，通络止痛，健脾益肾等方法进行治疗，可以标本兼治，发挥中西医各自的优势，将给患者带来理想的治疗方案，将药效发挥到最好，将副作用减少到最少。

目前中医大概将痛风辨为湿热蕴结证、痰瘀痹阻证、脾虚湿热证、脾肾亏虚证、肾虚湿热证和肾虚浊毒证六种类型，分别给予清热除湿、活血通络，或化痰散结、活血通络，或益气健脾、清热利湿，或健脾益肾、燥湿化浊，或滋阴补肾、清热利湿，或补肾泄浊、解毒通络等治疗。

1. 中医对痛风有何认识？

网友咨询：我是内地的一名"老赤脚医生"，记得刚参加工作时，一年碰不到一个痛风患者。可是近年来，随着经济的发展，老百姓生活水平的提高，我所接诊的痛风患者越来越多。在治疗上，感觉单纯的西医很难达到理想的治疗效果，就尝试用中西医结合治疗，结果很多患者复发的次数减少了，还有一些患者的并发症也好了许多。请问专家：中医对痛风有何认识？中医治疗痛风前景如何呢？

　　专家回复：看来你在当地挺有"名气"，这与你善于思考，勤于实践是密不可分的。作为同行，愿与你今后加强交流，以便造福于广大民众。"痛风"作为病名出现，在中医医学史上，也比较早。金元时期的医学家朱丹溪（1281—1358 年）在他的著作《格致余论》里，就有一篇叫作"痛风论"。到清朝时代，痛风的病名出现在多位医学家的著作中。但是，中医书里出现的"痛风"病名，范围比较广：有的指"痹病"，有的指"痛痹"，有的指"风痹"，有的指"白虎历节风"等。古代医家对痛风的认识是广义的，包含了西医痛风的概念，认为其病因病机不外湿、热、痰、瘀、虚五种。《外台秘要》云："热毒气从脏腑中出，攻于手足，则热赤肿疼痛也，人五脏六腑井荥输，皆出于手足指，故此毒从内而出攻于手足也。"《丹溪心法》曰："痛风者，四肢百节走痛，方书谓之白虎历节风证是也，大率有痰、风热、风湿、血虚……又有痛风而痛有定处，其痛处赤肿灼热，或浑身壮热，此欲成风毒，宜败毒散。"又云："痛风者，大率因血受热，已自沸腾，其后或涉冷水，或立湿地，或扇取凉，或卧当风，寒外搏热，血得风寒，汗浊凝涩，所以作痛，夜则痛甚，行于阴也。"而《医学入门》则认为："形怯瘦者，多因血虚有火；形肥勇者，多因风湿生痰。曰历节风：甚如虎咬；曰白虎风：痛必夜甚者，血行于阴也。"又云："痛多痰火，肿多风湿。"总之，中医认为，痛风或因内伤、气血亏虚、外感风寒湿邪，以致痰瘀、阴火流注经络，风、寒、湿、痰、热（火）、虚交相为害，污浊凝聚，不得运行而作痛。其中夏禹铸著的《医略六书·痛风》里描写的症状，与现代所称的痛风最为接近，书中写道："轻则骨节疼痛，走注四肢，难以转侧，肢节或红或肿，甚则遍体瘰块，或肿如匏，或痛如掣，昼静夜剧。"因此，痛风属中医痹证的范围，对其病因、病机、证候分类及预后早有认识，积累了许多行之有效的治疗方法，至今仍广泛指导着临床实践。

中医治疗痛风有其独特的优势，是西医无法代替的，如果有机地结合西医治疗，将给痛风的治疗带来意想不到的疗效，其前景非常广阔，希望你能够发扬光大。

2. 现代中医治疗痛风的思路是怎样的？

网友咨询：我生长于内地的一个小乡村，外祖父和一个舅舅都是在当地闻名的老中医，也许是受家庭熏陶的缘故，从小就对中医学有着浓厚的兴趣，从小立志"不为良相便为良医"，考取中医高等学府后便迈进了这神圣的殿堂。近年来，在工作中发现痛风患者越来越多，许多人都在饱受这个病魔的折磨。于是，也刻意钻研此病，希望能为攻克这个顽症尽一点力。听说你们医院成立了一个"痛风爱心俱乐部"，想必在痛风防治方面积累了不少经验，特向你们咨询，交流一下治病的心得体会。请问专家：现代中医治疗痛风的思路是怎样的？

专家回复：很荣幸结识你，愿有更多的同行相互交流。个人认为，现代中医大多是融古贯今的"中西汇通"派。他们在接诊患者时往往有着鲜明的时代特色：一般是分三步走，第一步是根据患者病痛的叙述，综合运用中西医两套诊病方法，初步判断出可能是哪种关节炎，辅以必要的化验和检查，得出一个尽可能的明确诊断，给患者一个明确的"说法"。第二步是根据疾病的种类、病情的阶段，判断是早期、急性期或慢性期急性发作，或是晚期、缓解期等不同阶段，进而制订一个合理的治疗方案。如在痛风关节炎急性期时，根据中医"急则治其标"及"截断扭转"理论，不排斥运用西医学的方法；疼痛剧烈难忍时，可先予抗炎止痛药，目的是尽快控制病情，扭转局势，减少损害，缩短病程，使病情向好的方向转化。同时，根据患者病情的寒热虚实，湿热轻重，气血盛衰，结合患者的男女老幼，高矮肥瘦，居住环境及四时气候的情况，即中医的"天人相应"观，因人、因时、因地制宜的辨证论治思想，尽可能准确地判断出目前的"证"型，制定出具体治疗方法，开出具体方药。第三步是在内服药物或静脉注射中药针剂的基础上，酌情选用外敷、针灸、理疗、熏蒸、药浴等辅助治疗。还要告诉患者关注气候变化，注意饮食，调节情志，劳逸适度等。

这样中医学与西医学相结合，辨病与辨证相结合，局部与整体相结合，微观与宏观相结合，扶正与祛邪相结合，医生与患者相结合，形成了新的疾病观与治疗思想，最大限度地发挥医生的潜能，运用综合优势，为患者解除病痛。

3. 中医治疗痛风急性发作的效果如何？

患者咨询：我是一名公务员，因为平时生活条件好，经常大鱼大肉。1年前体检时查出血脂、尿酸都高出正常范围，过了两个月出现右足踇趾关节处刀割样痛，而且又红又肿。医生诊断为痛风，经过治疗，几天后就缓解了。前2天，因天气变冷，右足踇趾关节处又再次疼痛，比前次疼痛更剧烈，无法行走，吃了止痛药都没用，半夜都经常痛醒，想配合中医药治疗。请问专家：中医治疗痛风急性发作的效果如何？

专家回复：痛风急性发作的治疗，我建议中西医结合综合治疗，充分发挥中西医之长，避其之短。急性期发作治疗以缓解关节疼痛为目标，在这一点，西药的镇痛效果要强于中药。中医通过辨证论治，内服与外用相结合起到治疗痛风的作用，副作用较少，且疗效巩固。如果服用药物无效，建议住院治疗。在住院时可多途径、全方位给药，如给予中药、西药（内服、静脉）的同时，配合外用药。常用的中药外用药制剂有仙柏痛风散、清热消肿膏以及中药外用洗剂，都有很好的消肿止痛效果。除此之外，结合物理疗法。这样，住院的患者都能很快缓解症状，同时，也便于及时纠正并发症，实在是一个事半功倍的理想方法。

4. 痛风常见的中医辨证分型有哪些？

患者咨询：我昨天夜里突发左脚跖趾关节疼痛，局部红、肿、热，今天加剧，行走则更加厉害，还有头痛，有点怕冷，发热，测体温是 38.2℃。我比较相信中医，就到中医院去看，专家说是痛风，辨证为湿热阻痹型。请问专家，痛风常见的中医辨证分型有哪些？该如何治疗？

专家回复：辨证分型是中医治疗痛风的前提，对症用药是治疗痛风的关键。综合有关文献，归纳出常见的临床类型有下述 6 种：

（1）湿热蕴结证：症见关节红肿热痛，关节痛剧骤发，关节活动不利，发热，心烦。舌质红，苔黄腻或黄厚，脉弦滑或滑数。治法：清热除湿，活血通络。

（2）痰瘀痹阻证：症见关节肿痛，反复发作，局部硬结或皮色黯红，关节刺痛，关节屈伸不利，关节畸形。舌质紫黯，苔白腻，脉弦或弦滑。治法：化痰散结，活血通络。

（3）脾虚湿热证：症见关节肿痛缠绵难愈，身重烦热，局部硬结，脘腹胀满，大便黏滞或稀溏。舌淡胖，或有齿痕，舌苔白腻或黄腻，脉细滑。治法：益气健脾，清热利湿。

（4）脾肾亏虚证：症见关节酸痛反复发作，关节屈伸不利、僵硬或畸形，神疲乏力，腰膝酸软，肢体困重。舌淡苔白，脉沉缓或沉细。治法：健脾益肾，燥湿化浊。

（5）肾虚湿热证：症见关节肿热疼痛，腰膝酸软，手足心热，口中黏腻或渴不欲饮，小便黄赤或泡沫尿或伴有砂石，大便黏滞。舌质淡红，苔黄腻，脉细滑或滑数。治法：滋阴补肾，清热利湿。

（6）肾虚浊毒证：症见关节肿痛，呕恶浮肿，面色晦黯，腰膝酸痛，倦怠乏力，多尿或少尿。舌黯，苔白腻，脉沉滑。治法：补肾泄浊，解毒通络。

5. 岭南地区痛风常见证候应如何治疗？

网友咨询：我是广州中医药大学的一位大二学

生，我父亲患痛风有 3 年多了，左右脚踇趾交替疼痛，采用多种药物治疗，急性期只能缓解症状，慢性发作期则选取市面上声称能根治的中药治疗，一直不见效。近 1 月，右脚大趾疼痛一直持续。前几日，领他来母校请一老师治疗，服中药 2 ~ 3 天，脚就不痛了，治疗效果很好，老师说痛风在岭南地区比较多见，而且岭南的痛风与其他地方的痛风有所不同。请问专家：岭南地区痛风常见证候应如何治疗？

专家回复：岭南地区由于其地理位置、饮食习惯及其气候偏于湿热的特殊性，所以痛风的发生率比较高，而且中医上的辨证也与其他地方有所区别，一般情况下，这里常见的类型有三种：

（1）湿热痹阻型：症见关节红肿热痛较甚，发病急骤，且多在夜间发作，病及一个或多个关节。伴见四肢沉重，口渴，小便短黄，大便不畅。舌红，苔黄腻，脉濡数或滑数。治宜清热祛湿，宣痹通络。方用四妙散、宣痹汤、白虎加术汤等灵活加减。

（2）血瘀痰阻型：症见关节疼痛反复发作，日久不愈，或呈刺痛、固定不移，骨节肿大变形，屈伸不利，痰核硬结（皮下结节），或溃破成瘘管，或皮色不变，或皮色紫黯。伴见肌肉瘦削，形疲体倦。脉弦或沉细弦或细滑或细涩，舌淡胖或紫黯，或有瘀斑，苔薄白或白腻。治宜活血化瘀，涤痰通络。方用桃红饮合二陈汤、加减桃仁承气汤、身痛逐瘀汤等加减。

（3）肝肾亏虚型：症见关节疼痛、肿胀、变形、屈身不利、时缓时急，昼轻夜重，渐趋严重。伴见腰膝酸软，或痛不能任地，头晕耳鸣，神疲乏力。脉沉细弦或沉弦或细弦，舌淡或有齿印苔白。治宜补益肝肾，壮筋骨，通经络。方用独活寄生汤、阳和汤等灵活化裁。

6. 痛风常用的中成药有哪些?

患者咨询：我老公患痛风已经有十几年的病史了，他前几年一直服用别嘌呤醇等药物降尿酸治疗，但是控制得不是很好，反复发作过好多次。近3年看了中医，控制得还好，偶尔发作。可是像这样天天喝汤药，一方面我煲汤药太费事，另一方面老喝汤药，他现在闻到药味就想呕。如果有效果比较好的中成药的话，我想可能会方便得多。请问专家：痛风常用的中成药有哪些?

专家回复：你说的情况很多患者都有同感，确实是这么回事，一般治疗痛风的中药汤剂比较难喝，而且煎起来比较费时费事，不方便。针对这种情况，很多药厂研制开发了许多中成药，但效果参差不齐，不一一罗列。我们常用的几种，感觉效果还可以，你可以试用，当然疗效也是因人而异，不能一概而论。具体如下：

（1）复方伸筋胶囊：由虎杖、伸筋草、三角风、香樟根、见血飞等组成。作用清热利湿、活血通络。用于湿热瘀阻所致痛风引起的红肿，热痛，屈伸不利等症。

（2）四妙丸：由黄柏、苍术、薏苡仁、川牛膝等天然药物经先进工艺精制而成。功能清热除湿，活血通络。主治痛风属湿热蕴结证者。

（3）护肾痛风泰冲剂：由秦艽、土茯苓、川萆薢、山茱萸等组成，作用清热降浊、益肾透邪。用于肾虚湿热证所致痛风、痛风肾病。

7. 痛风常用的中药有哪些?

网友咨询： 我是一位在读的医学生，因为父亲有痛风病，时常发作，看到他每次发作时痛苦不堪的样子，心里也挺着急，于是对痛风的研究就有了兴趣。请问专家：痛风常用的中药有哪些?

专家回复： 治疗痛风的中药有许多，这里列举常用的9种：

（1）薏苡仁：具有健脾益胃、补肺、祛风湿、清热、消水肿、利尿止泻等功效。薏苡仁的治病作用和滋补功效，在我国古代医学上就有"治筋骨拘挛，不可屈伸，久风湿痹，下气"（《神农本草经》）的记载。水煎服，或熬粥服用，或煮汤。

（2）土茯苓：具有除湿解毒、通利关节的功效。治疗筋骨疼痛，肢体拘挛，梅毒，瘰疬溃烂。水煎服，或熬粥服用，或煮汤。

（3）独活：具有祛风湿、止痛、解表的功效。治疗风湿痹痛，尤以下部之痹证为适宜。水煎服，或煎汤外泡。

（4）威灵仙：具有祛风湿、通经络、止痹痛的功效。威灵仙性善走，通经络，祛风湿，止痛作用较强。

（5）防己：具有祛风湿、止痛、利水的功效。治疗风湿痹痛，水肿，腹水，脚气浮肿。

（6）秦艽：具有祛风湿、舒筋络、清虚热的功效。治疗风湿痹痛、周身或关节拘挛，及手足不遂。

（7）豨莶草：具有祛风湿，通经络，清热解毒的功效。治疗风湿痹证，骨节疼痛，四肢麻木，脚弱无力及中风手足不遂等，还具有降血压的功效。

（8）木瓜：具有舒筋活络、化湿和胃的功效。治疗风湿痹痛，筋脉拘挛，脚气肿痛。水煎服，或熬粥服用，或煮汤。

（9）桑寄生：具有祛风湿、补肝肾、强筋骨的功效。治疗风湿痹痛、腰膝酸痛等。

8. 痛风常用的外用中药方剂有哪些?

网友咨询：我是一名乡村医生，近来我们这里痛风的发病率也在逐年上升，在缺医少药的乡下，想尽量就地取材，用些简、便、廉、验的方法服务乡里乡亲，听说中医治疗痛风的外治法内容也十分丰富。请问专家：痛风常用的外用中药方剂有哪些？

专家回复：你的"为民请方"的精神着实让我感动。以下搜集了一些常用的外用药方，供你参考：

（1）外搽药酒方：伸筋草 12g，透骨草 12g，川桂枝 9g，羌活 12g，独活 12g，川乌 9g，草乌 9g，全当归 12g，紫草 9g，红花 9g，桑枝 9g，虎杖 9g，络石藤 9g，地鳖虫 6g。以上诸药用高粱酒 1.5kg 浸泡，约 1 周。具有祛风除湿，活血通络，宣痹止痛的功效。主治风湿寒痹型痛风。用法：先以热水洗患处，后用此酒轻搽患处，每次 10 分钟，每日 2~3 次。

（2）黄药：干燥象皮粉 1g，蜂蜜 300ml，冷开水 100ml，三者混合搅匀后备用。具有清热通络止痛的功效。主治湿热型痛风。用法：将黄药涂于发炎关节表面，每 2 小时 1 次。用药期间患部禁止过多活动，禁入冷水。

（3）当归散：防风、当归、藁本、独活、荆芥穗、牡荆叶各 30g。上药为粗末，盐 120g 同炒热，袋盛熨之，冷则更换。具有祛风除湿，活血止痛的功效。主治风湿兼瘀型痛风。用法：热敷患处。

（4）祛风活血方：羌活 9g，独活 9g，桂枝 9g，当归 12g，荆芥 9g，防风 9g，秦艽 9g，路路通 9g，川红花9g。具有祛风活血，通络止痛的功效。主治风湿阻滞型痛风。用法：煎水熏洗患处，每日2~3次。

（5）羊桃淋蘸方：羊桃、白蒺藜、苍耳子、海桐皮、柳树虫末，商陆、蓖麻叶茎、水荭各500g。更以麻叶一把，以水适量煎，去渣取汁。具有清热祛湿，通络止痛的功效。主治风毒攻络型痛风。用法：淋洗痛处。

（6）五枝汤：桑枝、槐枝、椿枝、桃枝、柳枝各30g。更以麻叶一把，水适量，煎，去渣取汁。具有舒筋活络止痛的功效。主治风湿痹阻型痛风。用法：淋洗患处，不可见风。

（7）热痹沐浴方：桑枝500g，络石藤200g，忍冬藤60g，鸡血藤60g，海桐皮60g，豨莶草100g，海风藤100g。具有清热舒筋，活络止痛的功效。主治湿热型痛风。用法：煎汤淋洗患处。

9. 痛风常用的中医外治法有哪些？

患者咨询：我是一个"老痛风"患者了，刚开始几年多是去西医院求治，用西药虽然止痛较快，但也要忍受较严重的副作用，而且，随着时间的推移，发作越来越频繁，原来用过的药也没有那么灵光了。最近来到中医院治疗，大夫采用综合方法，除内服中药外，还外敷了一种药粉，感觉挺好的。请问专家：痛风常用的中医外治法有哪些？

专家回复：中医治疗痛风的外治法有针灸、穴位敷贴、拔罐疗法、穴位注射等。针灸是中医中最具特色的治疗，也可以用于治疗痛风。针灸可以加强人体对糖、脂肪和蛋白质的合成、酵解和被组织利用的功能，进而降低血尿酸；可抑制血尿酸的合成，降低血尿酸，使血液中尿酸含量降低；有调节生长激素的分子水平的功能，又有调节中枢神经对该部分重新控制的作用；针灸还可以改善血液循环，减轻痛风并发症的发生、发展。但因痛风患者体质多偏弱，极易并发感染。艾灸时可能灼伤皮肤，再次感染；且单一运用效果不明显，不能从根本上治疗痛风，所以一般只作为治疗的辅助手段。

（1）针灸治疗痛风的适应证和注意事项：①肥胖型痛风患者效果好，而消瘦型患者效果差，但不论哪种类型的患者都不能单纯地依靠针灸治疗；②对各种急性重症并发症患者应慎用或禁用，对伴有关节、皮肤感染者应禁用；③痛风患者体质多偏弱，正气多不足，极易并发感染，因此针灸部位必须进行严格的消毒，以防感染；④艾灸宜悬灸法，以防灼伤皮肤引起感染；⑤如患者在接受针灸前已经服用降尿酸药，则针灸时仍应该按原量服用，待病情改善后，再逐渐地减量以至停用药物，切不可以用针灸疗法代替药物疗法；⑥在针灸治疗期间，应控制饮食，配合食疗，并每日坚持体育活动以增强体质，对针灸疗效的发挥有促进作用，见效亦快。

（2）针灸治疗的方法：①主穴取肾俞、气海俞、膀胱俞、关元、三阴交。配穴取离患部 3～6cm（1～2寸）阿是穴。手法：用平补平泻，中等力量刺激。②主穴取膏肓、胃俞、气海俞、大肠俞、中脘、关元、曲池、三阴交、足三里。配穴取患部周围穴。手法：用平补平泻或者泻法。③主穴取公孙、曲池、风市、外关、阳陵泉、三阴交、手三里。配穴取局部阿是穴。手法：用平补平泻或者泻法。④主穴取足三里、三阴交、丰隆。病在掌指或者指关节，配穴加外关、阿是穴；病在第一跖趾关节加大都、太白、太冲。手法：急性期用提插捻转泻法，恢复期用平补平泻法。

（3）穴位敷贴法：用药与针灸疗法一样，也是以中医经络学说为依据。经络内属脏腑，外络肢节，沟通表里，运行气血。通过皮肤吸收的药物有效成分可促进局部血液、淋巴循环及组织代谢，并通过神经体液调节，促进淤血、炎症的吸收，达到缓解疼痛、消肿散瘀的作用。中药外敷的方法很多，有痛点敷药、循经敷贴、穴位外敷等，药物的种类有散剂、硬膏、软膏、浸膏等，此外还有水调、醋调、酒调、油调、蜜制等多种调和方法。

（4）拔罐法：是利用罐内的负压，使罐吸着于皮肤而达到治疗作用的疗法。拔罐法具有祛风散寒、温经通络、活血散瘀等作用。治疗时可通过其温热和负压的机械刺激而达到促进局部循环、散寒和止痛的效果。适用于痛风风寒湿痹证，对于湿热证等则不适用。

（5）穴位注射法：是根据中医药理论，西医学的注射技术，将药物注入人体经穴的疗法。取穴方法根据病情，以局部取穴为主，配合邻近穴位，如足踝部取丘墟、照海、昆仑等，或取阿是穴。注射的药物是正清风痛宁，它是以现代工艺从传统抗风湿中草药青风藤中提取有效成分精制而成的纯中药制剂，具有祛风散寒、化湿通络、活血化瘀的作用，有镇痛抗炎和免疫调节功效。采用穴位注射正清风痛宁治疗痛风，具有剂量小、见效快、疗效高、适应证广的优点。

10. 痛风可以使用中药熏蒸吗？

患者咨询：我患痛风好多年了，经中西医结合综合治疗，症状控制得挺好的。最近我看到我的一些朋友使用中药熏蒸治疗关节痛，效果很好。请问专家：痛风可以使用中药熏蒸吗？

专家回复：中药熏蒸疗法又叫蒸汽疗法、气浴疗法，是借助药力和热力通过皮肤而作用于机体的一种治疗方法，具有祛风除湿、温经散寒、活血通络等功效。此法能增加局部血液循环，促进新陈代谢，加速组织再生能力和细胞活力，减少炎症及代谢产物的堆积，降低神经末梢的兴奋性，提高痛阈，有抗炎，消肿止痛。

中药熏蒸疗法关键在于用药，要注意以下几个方面：①痛风多发于下肢关节，可选用独活、桑寄生、五加皮、牛膝、海桐皮、木瓜、薏苡仁等；②对于痛风寒湿痹痛者，可选用温热散寒药，以增加散寒止痛作用，如川乌、草乌、附子、桂枝、细辛、麻黄等，这类药物镇痛效果较强；③可加用活血化瘀药，以加强化瘀通络、活血止痛的作用，如川芎、红花、丹参、延胡索、刘寄奴、姜黄等，此类药物还可增加局部血液循环，有利于药物吸收；④多采用辛味药以增加药物的渗透力，如羌活、独活、防风、冰片等；⑤善用藤类药，因其善于舒筋通络、祛风除湿，如青风藤、鸡血藤、络石藤等。

11. 痛风可以使用药浴吗？

患者咨询：我的爷爷患痛风有 12 年了，这些年为了控制病情吃药无数，真可谓"十年如一日"。有人推荐用药浴防治痛风，我很感兴趣。请问专家：痛风可以使用药浴吗？

专家回复：其实痛风的防治主要靠平时坚持不懈

的正规治疗，饮食和生活起居的调养也十分重要，我在前面已经讲解了很多要注意的方面。既然你问到了药浴防治痛风这个问题，我就给你介绍几种药浴的方法，比较简易可行，你可以尝试一下。具体操作如下：

（1）当归、制乳香、制没药各 20g，川芎、牛膝、乌蛇、血竭、儿茶各 60g，红花 30g，苏木、川断、狗脊、防风、独活、羌活各 100g，鸡血藤 50g。将上药水煎 3 次，倒入浴盆内浴身及患处，每日 1 次，15～30 天为 1 个疗程。

（2）马钱子、生半夏、艾叶、红花各 20g，王不留行 40g，大黄、海桐皮各 30g，葱须 3 根。用法：上药水煎 3 次，取液 2 000ml，置于桶内，以热气熏蒸，待药液变温后，浸洗患处。每日 2 次，7 日为 1 个疗程。

（3）独活、鹿角霜各 30g，仙灵脾 20g，菟丝子、川牛膝、川断各 15g，制川乌、草乌、制乳香、制没药各 10g。上药水煎 3 次，置于桶内，先熏后洗患处，每日 2 次，每日 1 剂，10 日为 1 个疗程。

（4）羌活、独活、桂枝、荆芥、防风、秦艽、路路通、川红花各 9g，当归 12g。功效祛风活血，通络止痛。用法：煎水熏洗患处，每日 2～3 次。

注意：应用以上方法时，要注意药液温度，以免烫伤。

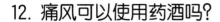

12. 痛风可以使用药酒吗?

患者咨询: 我的脚因痛风反复疼痛,曾做过理疗,效果不明显。和一位朋友聊天时说到这个事,朋友说他那有 2 瓶药酒可以治疗关节痛,让我试试,用后反而更痛了,这是怎么回事呢? 中医不是说药酒能治风湿吗? 请问专家:痛风患者能用药酒吗?

专家回复: 我们都知道,酒性散行,有活血舒筋、通络止痛作用。作为中药的一种常见剂型,在卫生保健、医疗实践中发挥着重要作用,尤其在风湿病的治疗中,药酒十分常用。如果在岭南地区,由于气候炎热,水湿亦盛,湿热型体质及气阴两虚型体质者很多,若不加辨证,乱用药酒,如火上浇油,会使病情更加缠绵难愈。因为痛风发作,属湿热型者居多,酒能助湿增热,且能诱发痛风发作或加重痛风病情,因此痛风患者要尽量避免使用药酒。

第六章

饮食疗法

中医说"药食同源"，正确合理的饮食对人们的生活非常重要，不仅可以预防痛风的发作，强身健体，还可以作为辅助治疗的一种手段，帮助患者更好更快地治愈疾病。痛风虽然以急性发病多见，但实际上是一种慢性疾病，与不良生活方式密切相关，经常酗酒和嗜好吃肉、动物内脏、海鲜等富含嘌呤类成分食物更容易诱发痛风的发作。因此，限制嘌呤类食物的摄取，以减少外源性的核蛋白，降低血清尿酸水平，对于防止或减轻痛风急性发作、减轻尿酸盐在体内的沉积、预防尿酸结石的形成具有重要意义。

1. 根据嘌呤含量高低食物分哪四类?

患者咨询：我丈夫患痛风七八年了，他经常酗酒，嗜好吃肉、动物内脏、海鲜等食物，往往因管不住嘴巴而诱发痛风的发作。听了你的讲座，看来饮食上确实需要很讲究才行，我准备以后重点来照顾我丈夫的饮食。你在缓解期的膳食里面提到，根据嘌呤的含量高低可以将食物分为四类。请问专家：根据嘌呤含量高低食物分哪四类？各种食物的嘌呤含量如何？

专家回复： 我们提到的食物分类其实就是根据嘌呤的含量来分的。

第一类：含嘌呤高的食物（每100g食物含嘌呤大于100mg），如动物的肝、肾、胰、心、脑、肉馅、肉汁、肉汤、鲭鱼、凤尾鱼、沙丁鱼、鱼卵、小虾、鹅、斑鸡、石鸡、酵母等。

第二类：含嘌呤中等的食物（每100g食物含嘌呤75～100mg），如①鱼类：鲤鱼、鳕鱼、大比目鱼、鲈鱼、梭鱼、鳗鱼及鳝鱼；②贝壳类；③肉食：熏火腿、猪肉、牛肉、牛舌、兔肉、鹿肉等；④禽类：鸭、鸽子、鹌鹑、野鸡、火鸡等。

第三类：含嘌呤较少的食品（每100g食物含嘌呤25～75mg），如①鱼蟹类：青鱼、鲱鱼、鲑鱼、鲥鱼、金枪鱼、白鱼、龙虾、蟹、牡蛎等；②肉食：火腿、羊肉、牛肉汤、鸡、熏肉等；③麦麸：麦片、粗粮等；④蔬菜：芦笋、四季豆、青豆、豌豆、菜豆、菠菜、蘑菇、干豆类、豆腐等。

第四类：含嘌呤很少的食物（每100g食物含嘌呤小于25mg），如①粮食：大米、小麦、小米、荞麦、玉米面、精白粉、富强粉、通心粉、面条、面包、馒头、苏打饼干、黄油小点心等；②蔬菜：白菜、卷心菜、胡萝卜、芹菜、黄瓜、茄子、甘蓝、莴笋、刀豆、南瓜、倭瓜、西葫芦、番茄、山芋、土豆、泡菜、咸菜等；③水果：各种水果；④乳类：鲜奶、炼乳、奶酪、酸奶、麦乳精等；⑤饮料：汽水、茶、咖啡、可可、巧克力等；⑥其他：各种油脂、花生酱、洋菜冻、果酱、干果等。

2. 痛风患者的饮食原则有哪些?

患者咨询：我是一位40多岁的痛风患者，痛风反复发作，肝脏不好（合并有脂肪肝）。前不久急性发作过后检测尿酸为684μmol/L，内科医生让我服降尿酸药物，并说下一步饮食治疗同样重要，并说要遵从一定的饮食原则，最好请教专科医师。请问专家：痛风患者的饮食原则有哪些?

专家回复：那位内科医师说得对，现在你的病情由急性发作期过渡到间歇期了，应当在服用降尿酸药物的治疗下积极配合饮食治疗，这样尿酸才能长期保持在正常范围，尽量避免痛风的复发。饮食计划要综合制订，既要减少嘌呤摄入，又要营养全面，防止从一个极端走向另一个极端。痛风常并发肥胖、糖尿病、高血压及高脂血症，患者应遵守的饮食原则有下述9条：

（1）保持理想体重：超重或肥胖就应该减轻体重。不过，减轻体重应循序渐进，否则容易导致痛风

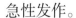

急性发作。

（2）适量碳水化合物：碳水化合物可促进尿酸排出，患者可食用富含碳水化合物的米饭、馒头、面食等。

（3）适量蛋白质：蛋白质可根据体重，按照比例来摄取，1kg体重应摄取0.8～1g的蛋白质，并以牛奶、鸡蛋为主。如果是瘦肉、鸡鸭肉等，应该煮沸后去汤食用，避免吃炖肉或卤肉。

（4）少吃脂肪：因脂肪可减少尿酸排出。痛风并发高脂血症者，脂肪摄取应控制在总热量的20%～25%。

（5）大量喝水：每日应该喝水2 000～3 000ml，促进尿酸排出。

（6）少吃盐：每天应该限制在6g以内。

（7）禁酒：酒精容易使体内乳酸堆积，对尿酸排出有抑制作用，易诱发痛风。

（8）少用强烈刺激的调味品或香料，可饮饮料。

（9）限制嘌呤摄入：嘌呤是细胞核中的一种成分，动物性食品中嘌呤含量较多。患者禁食内脏、骨髓、海味、发酵食物、豆类等。

你最好严格遵循饮食的原则，并做到持之以恒，养成习惯，这样将对你的痛风有很大的帮助，即使对其他"富贵病"也同样有用处。

3. 痛风患者应如何饮食?

患者咨询: 我爷爷患痛风约 10 年了, 一旦疼起来就要死要活的, 上个星期还发作了一次, 当时疼痛难忍, 经过治疗, 疼痛减轻。听说这个病是"富贵病", 主要是吃出来的, 只有平时饮食上注意才能让它少发作。请问专家: 痛风患者应如何饮食?

专家回复: 这个病以前确实被称作"富贵病""帝王病", 现在随着生活水平的普遍提高, 这个病不再是富贵人家的"专利"了, 也进入了寻常百姓家。但要说这个病是吃出来的, 似乎不太准确, 这个病的病因还不太清楚, 大多数认为与遗传、代谢等有关, 饮食只是一个重要的诱发因素。既然饮食是重要的诱发因素, 那么调节饮食构成则是预防痛风发作的重要环节。过去主张食用无嘌呤或严格限制嘌呤的食物, 但也限制了蛋白质的进量, 长此以往会对营养的摄入带来不良影响。目前主张禁用含嘌呤高的食物, 并根据病情决定膳食中嘌呤的含量。饮食要注意"三高"(高蛋白、高维生素、高纤维素)和"三低"(低脂肪、低糖、低盐)。

(1)急性期的膳食: 急性期应严格限制嘌呤在每日 150mg 以下, 可选用含嘌呤很低的食物, 蛋白质每日 50～70g, 以牛奶、鸡蛋(特别是蛋白)、谷类为蛋白质的主要来源, 脂肪不超过 50g, 以碳水化合物补足热量的需要。禁用含嘌呤高的肝、肾、胰、鲭鱼、沙丁鱼、小虾、肉汁、肉汤等。液体进量每日不少于 3 000ml，此外可服用碳酸氢钠等药物使尿液碱性化。

（2）缓解期的膳食：缓解期膳食要求是给以正常平衡膳食，以维持理想体重。蛋白质每日仍以不超过80g 为宜。禁用含嘌呤高的第一类食物。有限量地选用含嘌呤少量及中等量的第二、第三类食物，其中的肉、鱼、禽类每日用 60～90g，还可将肉类煮熟弃汤后食用。第三类食物中的蔬菜可少量选用。另外可自由选用含嘌呤很低的第四类食物。

4. 痛风患者如何制定每日具体的饮食标准?

患者咨询：我患痛风好几年了，目前控制还算理想，我现在未服用任何药物，主要是通过饮食来控制尿酸，但饮食的量控制的不是很好，尿酸的数值总是高于 420μmol/L。我觉得有些虽然是含嘌呤较少或者很少的食物，但是如果吃多了，应该同样会让尿酸高起来，是不是该定个饮食标准。请问专家：痛风患者如何制定每日具体的饮食标准?

专家回复：痛风的饮食应和糖尿病的饮食一样，既有种类的限制，也应当有量的限制。饮食控制的基本原则是不喝酒，不吃动物内脏（例如肝、肾、脑、心、肠等）和肉类的汤，少吃海产品，并且喝充足的水分，其他食品均可适当食用，但如果因某种食物过量摄入，确实也会引起痛风发作，所以也应加以限制。

（1）总热能：休息者热量每日按每千克体重25～30kcal供应，体力劳动者则为30～40kcal。

（2）嘌呤摄入量：每日不宜超过100～150mg。

（3）糖类：糖类的摄入应加以控制，痛风患者每日按每千克体重4～5g为宜，占总热量的50%～55%。

（4）蛋白质：蛋白质每日摄入量按每千克体重0.8～1.0g为宜。

（5）脂肪：脂肪每日摄入量按每千克体重0.6～1.0g为宜。

（6）盐：对合并高血压、心脏病、肾损害者应限制盐的摄入，每日不超过6g为宜，一般控制在2～5g。

（7）蔬菜、水果：蔬菜类除香菇、豆类（如扁豆）、紫菜和菠菜不宜大量食用外，皆可食用。

（8）饮料及调味品：中医强调避免刺激性的饮料。碱性饮料如可乐、雪碧、汽水、苏打水等可以碱化尿液，有助于尿酸排泄。

（9）水：应多饮水，每日饮水量推荐2 000～3 000ml，可起到增加尿量（最好每天保持1 500ml左右的排尿量），促进尿酸排泄及避免尿路结石形成的作用。

（10）禁酒：痛风患者须禁酒，尤其是啤酒最容易导致痛风发作，应绝对禁止。

5. 痛风患者的食疗方法有哪些?

患者咨询：我爸爸一个月前夜间突发脚痛，后来确诊是痛风发作，当时处理得比较及时，没有几天就好了。医师告诉他这个病与饮食有很大关系，而且复发的机会很大，要求他以后饮食调节为主，并且给他列了个饮食清单，上面写了哪些东西能吃，哪些东西不能吃。我比较相信中医，而且我们又有煲汤煲粥的习惯，所以想通过食疗来帮助他治疗。请问专家：痛风患者的食疗方法有哪些?

专家回复：痛风患者其实除了饮食控制以外，还可以通过食疗来调节，具体的食疗方法可以给你推荐以下数种方法供你选择。

（1）百合薏米粥：干百合 60g，薏米 60g，粳米 50g。将三味药洗净后放锅中煮粥，每日分中、晚 2 次服完，可作为痛风患者主食。百合所含的秋水仙碱对痛风患者有明显的治疗作用，且无毒副作用。薏米既可以发挥其利尿作用，以排出更多的尿酸，又可以利用其祛风除痹的功效，以改善痛风关节炎的症状。二者合用，加入粳米，作为痛风患者的主食，既可以为痛风患者提供必需的热能需求，又能很好地发挥其食疗食养作用，是痛风患者的食疗佳品。

（2）薏苡仁粥：取适量的薏苡仁和白米，两者的比例约为 3 : 1，薏苡仁先用水浸泡 4 ~ 5 个小时，白米浸泡 30 分钟，然后两者混合，加水一起熬煮成粥。

（3）苡仁木瓜粥：薏苡仁 20g，木瓜 10g，粳米 50g。洗净同煮粥食用。

（4）桃仁粥：桃仁 15g，粳米 160g。先将桃仁捣烂如泥，加水研汁，去渣，用粳米煮为稀粥，即可食用。功效活血祛瘀，通络止痛，主治瘀血痰浊痹阻型痛风。

（5）冬瓜笋干汤：冬瓜 500g，笋干 30g，姜、盐、味精、食用油各适量。有利湿消肿，促排尿酸的功效，对延长痛风发作周期有良好作用。

（6）冬瓜汤：取冬瓜 300g（去皮），红枣 5 ~ 6 颗，姜丝少许。先用油将姜丝爆香，然后连同冬瓜切片和红枣一起放入锅中，加水及适量的调味料煮成汤。

（7）乌梢蛇肉粥：乌梢蛇肉 20g，薏苡仁 30g，黄芪 15g，粳米 100g。洗净，煮粥食用。

（8）牛膝菊花茶：川牛膝、杭白菊各 5g。将川牛膝洗净后切片，与杭白菊一同入杯，加沸水冲泡后加盖闷 5 ~ 10 分钟即可。每日 1 剂，可连续冲泡，代茶频饮。具有活血化瘀，除痹降脂的功效。主治痛风伴有血脂偏高的患者。

（9）茅根桑枝饮：白茅根 20g，桑枝 15g。煎取液代茶常饮用。

（10）白茅根饮：鲜竹叶、白茅根各 10g。鲜竹叶和白茅根洗净后，放入保温杯中，以沸水冲泡 30 分钟，代茶饮。利尿，预防痛风石。

（11）玉米须饮：鲜玉米须 100g。加水适量，煎煮 1 小时滤出药汁，小火浓缩 100ml，停火待冷，加白糖搅拌吸尽药汁，冷却后晒干压粉装瓶。每日 3 次，每日 10g，用开水冲服。具有利尿、防止痛风石形成的作用。

（12）奇异果苹果汁：奇异果两个，苹果一个，开水适量，榨汁饮用。

（13）寄生桑枝茶：桑寄生 5g，冬桑枝 3g。将桑寄生、冬桑枝洗净后切成碎片，加沸水冲泡后加盖焖 10 分钟，即成。代茶频饮，一般可连续冲泡多次，每日 1 剂。具有祛风除湿、通络补益的功效。可用于老年体虚、正气不足而见病痛迁延的痛风患者。

（14）马齿苋米仁粥：马齿苋、生米仁各 30g，大米 100g，白糖适量。马齿苋、生米仁与米同煮粥，熟后加入适量白糖调匀，即可食用，分 2 次，1 日服完。经常服用，有清热、利湿、消肿的功效。可用于关节红肿热痛明显的急性期痛风的辅助治疗。

（15）灵仙木瓜饮：威灵仙 15g，木瓜 12g，白糖适量。将威灵仙、木瓜放入砂锅中加水煎汤约 300ml

并加白糖适量，每日分 2 次服完。有通利关节、祛风止痛的功效。适用于四肢多关节肿胀疼痛、屈伸不利的痛风患者。

（16）土茯苓粥：土茯苓 10～30g，生薏苡仁 50g，粳米 50g。用法：先用粳米、生薏苡仁煮粥，再加入土茯苓（碾粉）混均匀煮沸食用。功效：土茯苓性味甘淡，平，清热解毒，除湿通络，可增加血尿酸的排泄，最适用于痛风的防治。

（17）防风薏米粥：防风 10g，薏苡仁 10g。用法：水煮至米熟，每日 1 次，连服 1 周。可以清热除痹，主治湿热痹阻型痛风。

（18）薯蓣薤白粥：生怀山药 100g，薤白 10g，粳米 50g，清半夏 30g，黄芪 30g，白糖适量。用法：先将米洗净，加入切细的怀山药和洗净的半夏、薤白，共煮，加入白糖后食用。功效：益气通阳，化痰除痹。适用于脾虚不运，痰浊内生而致气虚痰阻之痛风。

（19）牛膝粥：牛膝茎叶 20g，粳米 100g。取牛膝加水 200ml，煎至 100ml，去渣留汁，入粳米 100g，再加水约 500ml，煮成稀粥即可。有补益肝肾之效。可经常食用。主治痛风肝肾两虚，关节酸痛，腰腿无力。

（20）百合汤：百合 20～30g，煎汤或蒸熟食，每日 1 剂，可长期服用。能润肺止咳，宁心安神。百

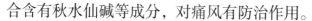

合含有秋水仙碱等成分，对痛风有防治作用。

（21）百前蜜：百合 20g，车前子 30g，煎水约 500ml，加蜜一勺，调匀服，每日 1 剂。能补肺益气，健脾利尿。车前有利尿酸排出。可防止痛风性关节炎发作。

（22）加味萝卜汤：萝卜 250g，柏子仁 30g。萝卜洗净切丝，用植物油煸炒后，加入柏子仁及清水 500ml，同煮至熟，酌加食盐即可。能养心安神，利尿渗湿。常服可预防痛风发作。

（23）红花苏木饮：红花 5g，苏木 5g。加水适量，煎 20 分钟，去渣取汁加食糖适量调味，一日分 3 次服用，食前加热温服。适用于痛风有皮下结节者。

（24）木瓜车前薏米饮：木瓜 30g，鲜车前草 60g、薏苡仁 20g。加水适量，煎煮 20 分钟，去渣取汁，不拘时当茶饮。适用于痛风关节肿痛。

（25）薏苡仁防风茶：生薏苡仁 30g，防风 10g。将以上二味加水煮熬，去渣取汁，代茶饮。有祛风除湿，通络宣痹之效。每日饮 1～2 剂，连饮 1 周。痛风风湿入络，关节疼痛等。

（26）白芥莲子山药糕：白芥子粉 5g，莲子粉 100g，鲜怀山药 200g，陈皮丝 5g，红枣肉 200g。先将怀山药去皮切片，再将枣肉捣碎，与莲子粉、白芥子粉、陈皮丝共和，加适量水，调和均匀，蒸糕作早餐用，每次 50 ~ 100g。益气化痰通痹，适于脾胃气虚型痛风。

（27）桑枝鸡：老桑枝 60g，绿豆 30g，鸡肉 250g。将鸡剖开、取肠杂、洗净；桑枝洗净、切成段，同绿豆放入锅内，加水适量，清炖至肉烂。以盐、姜等调味，即可食用。饮汤食肉，量自酌。

（28）鸡血藤木瓜豆芽汤：鸡血藤 20g，木瓜 10g，黄豆芽 250g，油盐少许。将鸡血藤、木瓜洗净，同放入砂锅内，煎汁去渣。放入黄豆芽、猪油同煮汤，熟后再加食盐。随量食用。

（29）秦艽煲瘦肉：秦艽 30g，猪瘦肉 50g。将猪瘦肉洗净、切块，与洗净的药材共入煲内，加适量水，文火提至肉烂，即可食用。喝汤食肉，随量服食。

（30）木瓜陈皮粥：木瓜、陈皮、丝瓜络、川贝母各 5g，粳米 50g。将以上原料洗净，木瓜、陈皮、丝瓜络先煎，去渣取汁，加入粳米、川贝母（切碎）煮至米烂粥稠，加冰糖适量即成。佐餐食用，随量服食。

（31）橘皮饮：橘皮（干、鲜均可）10 ~ 15g，杏仁 10g，老丝瓜络 10g。将以上原料洗净，放入锅中，加适量水，共煮 15 分钟，澄清后加少许白糖，即可饮用。代茶频饮，四季常服。

（32）薏苡仁山药汤：薏苡仁 50g，山药 15g，梨

（去皮）200g。将原料洗净，加适量水，武火煮沸后文火煎 1 ~ 1.5 小时，去渣留汁，加冰糖调味即可。随量饮用。

　　总之，痛风患者进补，可选用百合、薏苡仁、木瓜、花粉、蜂王浆、冬虫夏草等适量食用，以甘平清润为主；不宜食用某些过分温燥的补品，如鹿茸、海马、羊肉、狗肉等，否则会诱发痛风。

6. 哪些蔬菜嘌呤含量高？哪些含量低？

　　患者咨询：我今年 56 岁，双脚关节反复肿胀疼痛已有 10 年了，住了很多次院，医师也反复告诫我不要吃动物内脏什么之类的，我现在几乎不吃荤菜了。可是上个月又发作了，入院后查血尿酸 635μmol/L，伴有血脂高，脂肪肝。本来有所好转，尽管近来饮食注意了，尿酸还是在升高，是不是素菜也会使尿酸升高。请问专家：哪些蔬菜嘌呤含量高？哪些含量低？

　　专家回复：看来你对痛风的饮食还不够了解，不是说素菜不含嘌呤而荤菜含嘌呤就高，这是个误区。荤菜也有含嘌呤较少的，所以，你不可以太偏执。一般说来，大多数蔬菜嘌呤含量都较少，尤其是萝卜、黄瓜、胡萝卜、茄子、番茄、卷心菜、山药、大白菜、包菜、海带、马铃薯、茭白、丝瓜等含量较少。

花菜、芹菜、蘑菇、木耳、大蒜等嘌呤含量也较少。但是，还是不乏嘌呤含量较多的蔬菜，如菠菜、韭菜、扁豆、豌豆、大豆、黄豆及其制品、大叶青菜等，所以这些也要引以为戒。

7. 哪些荤菜嘌呤含量高？哪些含量低？

患者咨询：听了你的讲解，让我获益匪浅。看来这么多年我小心翼翼不吃这不吃那，到头来还是枉费功夫，主要可能是了解得不够，只知其一不知其二啊。请问专家：哪些荤菜嘌呤含量高？哪些含量低？

专家回复：总的说来，荤菜含嘌呤比素菜要高些，所以，你这么多年控制吃荤菜，还是有很大功劳的，要是听之任之的话，你的痛风可能复发的次数会更多，说不定还会出现严重的并发症呢。

各类荤菜都含有一些嘌呤成分，但在数量上有差别。含量最少的是鸡蛋与牛奶，其次是鳝鱼、白鱼、鲢鱼、河虾、龙虾等，含量较多的包括猪肉、牛肉、羊肉、鸡、鸭、鹅、兔、鸽肉、海鲜等，含量极高的有各种动物内脏（尤其是脑、肝、肾、心）、沙丁鱼、凤尾鱼、肉汤等。

8. 痛风患者能吃水果吗?

患者咨询: 我患痛风好几年了,目前通过饮食控制的还可以。我平时很喜欢吃水果,心里总担心对我的痛风会不会有啥影响。请问专家:痛风患者能吃水果吗? 水果中嘌呤含量高吗?

专家回复: 饮食控制是防止痛风发生、发展的重要手段之一。但绝大多数水果的主要成分是水分、糖类、维生素、纤维素及少量矿物质与蛋白质,而嘌呤含量较少,故对痛风患者来说,水果似乎不属于禁忌之列。如果痛风患者同时合并糖尿病,则水果的摄入就更要受到限制,因为水果中常含有较多的果糖和葡萄糖,进食后可造成血糖升高,不利于糖尿病的控制,甚至使病情恶化。还有一点很重要,现在证实果糖不利于尿酸排泄,对尿酸有一定的影响。所以痛风患者一般建议不宜进食过多含糖饮料和糖分(尤其是果糖)含量高的水果,如苹果、橙、龙眼、荔枝、柚子、柿子和石榴等。若每日进食 1~2 个水果(如苹果、梨等),对病情并无影响,也不至于会引起痛风性关节炎的发作。相对而言,柠檬、樱桃和橄榄等对痛风患者有益。西瓜、椰子、葡萄、草莓、李子和桃等可适量食用。

9. 痛风患者能吃鸡蛋、喝牛奶吗?

患者咨询: 我爷爷去年出现双脚踝部的肿痛,当时去医院诊断是痛风,一直吃药治疗,并且非常注意饮食,很多东西都不敢吃,病情也因此控制得很好,到现在没有复发。不过,在饮食方面,我觉得他控制得太厉害了,连鸡蛋都不吃,牛奶也不敢喝,为此我经常劝他,但我不懂医学,所以又说服不了他。请问专家:痛风患者能吃鸡蛋、牛奶吗?

专家回复: 看来你爷爷对痛风的饮食还是有些误解,可能是当时发作的时候太痛苦,所以"一朝被蛇咬,十年怕井绳"。其实,我们做任何事情都不可太过,所谓"过犹不及"。为了防止痛风复发,我们应当严格的控制饮食,但要合理,不能一戒到底。鸡蛋与牛奶是人们最熟悉的食品,其中均含有丰富的蛋白质,可提供人们必需的氨基酸,此外,尚含有其他多种营养成分。但它们所含的嘌呤量却较低,远远低于各类肉类、鱼类,所以鸡蛋与牛奶是痛风患者最适宜的营养补充剂。

10. 痛风患者能吃鱼吗?

患者咨询: 我的父亲患痛风 5 年了,平时的饮食以素食为主。但我总担心营养不够,他以前比较喜欢吃鱼，但又怕对痛风有影响。请问专家：痛风患者能吃鱼吗？

专家回复： 你的担心不无道理，确实要向他说明痛风必需的饮食结构，不可以太过于偏食。如果因为怕痛风复发而导致营养不良那可真是得不偿失。对于痛风患者，鱼类不是严格到一点都不能吃的地步，其实这要看鱼的种类而定。鱼类中尤以白带鱼的鱼皮含嘌呤特别高；其他如沙丁鱼、鲭鱼、青鱼、左口鱼、大比目鱼、鳕鱼、白鲳鱼、鲔鱼、咸鱼、鲈鱼、鲑鱼等所含的嘌呤也不少；而草鱼、鲤鱼、枪鱼和秋刀鱼等所含的嘌呤就稍微少些。

另外，食用量也须注意，有些鱼所含的嘌呤虽较低，但食用量太多，也易造成体内的血尿酸过高。而含嘌呤较高的鱼类，只要食用量减少，也不会造成大的影响。

11. 痛风患者能食豆制品吗？

患者咨询： 我前不久因为脚趾头痛，到医院看了，通过化验和检查，血尿酸较高，医师说是痛风。经过几天的住院治疗，现在脚不痛了，准备出院了，医师交代不能吃动物内脏、海鲜，不能喝啤酒，豆腐也不能吃。但是以前我比较喜欢吃豆制品。请问专家：痛风患者能食豆制品吗？

专家回复：医师交代不能吃动物内脏、海鲜，不能喝啤酒，这些都是对的，但是对于豆制品痛风患者是否可以吃，还是有不同的说法。根据有关学者测试，大部分豆类的嘌呤含量不太高，依此断定豆制品嘌呤含量较少，从而可以推翻民间误传痛风禁食豆制品的说法。另一个间接证据是，常吃豆制品的出家人也很少患有痛风，所以豆制品可以少量食用。以前认为黄豆中富含嘌呤，且嘌呤是亲水物质，黄豆磨成浆后，嘌呤含量比其他豆制品高出几倍。所以，痛风患者不宜喝豆浆，可以吃豆腐。

后来证实，豆类虽然富含嘌呤，但同时亦有促尿酸排泄的作用，故不能吃豆制品的说法现在被取消了。但是因为豆制品加工的不同，目前指南不反对也不推荐。但如果你的确是因服用豆制品而曾经诱发过痛风，那就另当别论了。中医特别讲究个体差异，因人而异，不能生搬硬套。

如果把如此家常又如此有益的食品拒之门外，实在可惜。如果实在不放心，可以把豆腐、豆腐干切成片或小块，再放入开水锅中煮烫 3 ~ 5 分钟，捞起豆制品，弃汤即可。这样其中的嘌呤会更少。

12. 痛风患者能食发酵食品吗?

患者咨询：我是一个痛风患者，最近听说痛风患者不能吃包子、馒头之类的发酵食品。请问专家：痛风患者能食发酵食品吗？

专家回复：食品发酵的方法有化学的、物理的和微生物的。对于痛风患者来说，只要不违背饮食治疗的原则，化学发酵食品如油条、发饼、饼干和物理发酵食品如蛋糕等，可以适当食用。但对微生物发酵食品，则要根据具体情况来决定是否可以食用。日常生活中，微生物发酵食品占有非常重要的地位，我们几乎每天都会接触到这类食品，比如馒头、面包、酸奶、奶酪、甜酒、啤酒、果酒、腐乳、腊八豆、酱油、豆豉、豆酱、红曲鱼、红曲肉、红茶等。微生物发酵食品之所以具有独特的鲜味，是因为这类微生物本身含有丰富的核苷酸所致。核苷酸中的嘌呤经氧化后转变为尿酸。显然，痛风患者不宜大量进食这类发酵食品。不过，笼统地说痛风患者不能吃发酵食品是错误的，这要根据病情与食物品种、数量来决定。从酵母嘌呤含量来分析，每100g干酵母含嘌呤高达589mg，所以痛风患者肯定不能直接吃干酵母。但是否也不能吃含酵母菌的发酵食品例如包子、馒头、花卷、面包呢？其实，发酵面点使用的干酵母量都比较小，比例一般小于0.2%，也就是说，140g馒头（相当于100g面粉）中含酵母嘌呤只有1mg多，即使患者全天进食相当于400g面粉的这类发酵食品，总共摄入的酵母嘌呤不到5mg；而临床上对痛风急性发作期患者要求饮食嘌呤控制小于 150mg/ 天，可见，吃几个馒头、包子对痛风病基本上是没有什么影响的。当然，如果食品本身含比较丰富的嘌呤，再经发酵后，其嘌呤含量就可能更高。比如，每 100g 黄豆本身含嘌呤高达 166.5mg，发酵成腊八豆、腐乳后，其嘌呤含量更为丰富。这类食品，急性发作期痛风患者是禁止食用的，即使是在病情缓解期，也要少吃，以防诱发痛风发作。酒类，不管是蒸馏酒还是发酵酒，甚至是含酒精的饮料，都是痛风患者不宜饮用的。因为酒精会影响患者血尿酸的排泄而加重病情，倒不是因为发酵酒中含有少量酵母嘌呤的缘故。牛奶含嘌呤极低（1.4mg/100g），是痛风患者最佳营养品。酸奶是由牛奶发酵而来，嘌呤的含量虽比纯牛奶或鲜牛奶的高，但适量饮用是允许的，一般 1 天不超过 250g 就行；当然，饮量太大也是不适宜的。至于酱油，虽然也属发酵食品，但因为食用量很小，对患者血尿酸的影响可以不予考虑。

13. 痛风患者饮水应注意什么？

患者咨询：我上周刚被诊断为痛风，医师说痛风患者每天要饮水。请问专家：痛风患者饮水应注意注意什么？

专家回复：水对于痛风患者十分重要。痛风患者应该多饮水，以便增加尿量，促进尿酸排泄。适当饮水还可降低血液黏度，对预防痛风并发症（如心脑血管病）也有一定好处。但要讲究科学饮水，合理饮水。

（1）饮水习惯：要养成饮水习惯，坚持每日饮一定量的水，不可平时不饮，临时暴饮。

（2）饮水时间：不要在饭前半小时内和饱食后立即饮大量的水，这样会冲淡消化液和胃酸，影响食欲和妨碍消化功能。饮水最佳的时间是两餐之间及晚上和清晨。晚上指晚餐后 45 分钟至睡前这一段时间，清晨指起床后至早餐前 30 分钟。

（3）饮水与口渴：一般人的习惯是有口渴时才饮水，痛风患者应采取主动饮水的积极态度，不能等有口渴感时才饮水，因为口渴明显时体内已处于缺水状态，这时才饮水对促进尿酸排泄效果较差。

（4）饮茶：我国有许多人平时喜欢饮茶，痛风患者可以用饮茶代替饮白开水，但茶中含有鞣酸，易和食物中的铁相结合，形成不溶性沉淀物，影响铁的吸收。另外，茶中的鞣酸尚可与某些蛋白质相结合，形成难以吸收的鞣酸蛋白。所以如果餐后立即饮茶，会影响营养物质的吸收和易造成缺铁性贫血等。较好的方法是餐后 1 小时开始饮茶，且以淡茶为宜。

14. 痛风患者有两全其美的食品吗？

患者咨询：我去年10月份在你那里确诊得了痛风，算算到现在刚好1年。我以前是个"美食家"，自从确诊痛风以后很多东西都不敢吃了，这对于我来说真的是件很痛苦的事情，真希望有些食物既好吃又不影响痛风的。请问专家：痛风患者有两全其美的食品吗？

专家回复：得了痛风，难为了你这个"美食家"，不过还是有不少东西供你享用的。

（1）芹菜：芹菜富含钾，有很强的利尿作用，能促进尿酸排出。芹菜在经过水洗和加热后再食用，容易流失掉部分的钾，最好凉拌生吃。

（2）番茄：番茄有净化血液的功效，有助于排出血液中的尿酸。番茄所含的钾，有利尿、降压的功效。

（3）黑色食品：黑色食品有补肾功效。通过强化肾脏功能，使尿酸顺利排泄，延缓尿酸结晶引起的肾脏功能衰竭。黑色食品主要有黑米、黑芝麻、黑木耳等。以上述食品制成食疗方，对治疗痛风有明显效果。

（4）芹菜煲红枣：芹菜200g，红枣50g。将芹菜、红枣洗净后放入砂锅中，煲汤，分次服用。如不是芹菜上市季节，用干芹菜150g与红枣煲汤，也有疗效。

（5）鲜芹苹果汁：鲜芹菜 250g，苹果 150g。将鲜芹菜放入沸水中烫 2 分钟，切碎与苹果绞汁，每次 1 杯，每天 2 次。

（6）南瓜黑米粥：南瓜 200g，黑米 150g，大枣 60g。南瓜洗净切片，黑米、大枣洗净，同放入锅内，煮至粥成，分次服用。

（7）樱桃：鲜红色的樱桃既酸甜可口，还能够对抗痛风和关节炎。最新研究发现，在樱桃红艳艳的红色素中，具有抗氧化的保护作用，比市面上的维生素 E 更能够延缓老化，比一般的阿司匹林更能够消炎止痛。据说只要每天吃 20 颗樱桃，就可以摄取 12 ~ 25mg 有益身心的花色素（anthocyanidin）。动物实验结果显示，花色素还有消炎作用，因此对痛风引起的不适反应，也能够缓解消除，治疗效果甚至比阿司匹林还要好。研究人员希望把红樱桃的花色素成分萃取提炼，做成药品或健康食品，让医药界及消费大众使用。但是在相关研究继续进行之前，每天多吃点樱桃，还是能够青春健美。

（8）蒸乌鸡：枸杞子 15g，乌鸡 1 只，生姜、葱、味精、食盐各适量。将鸡宰杀后，去毛和内脏，洗净；将葱切段，姜切片备用。将乌鸡放入锅内，用沸水氽透，捞出放入凉水中冲洗干净，沥尽水分；再把枸杞子装入鸡腹内，然后放入盆里（腹部朝上），把葱、生姜放入盆里，加入清汤、食盐将盆盖好，用湿棉纸封住盆口，在沸水武火上笼蒸2小时取出。将盆口棉纸揭去，取出姜片、葱段不用，再放入味精即成，佐餐食用。适用于痛风性肾病，表现为腰膝酸软、神疲乏力、头晕耳鸣等症。（注：痛风性关节炎疼痛剧烈及痛风性结石伴尿路感染者忌食。）

（9）黄焖鳝鱼：黄瓜150g，紫苏10g，黄鳝500g，精盐、味精等适量。黄鳝去除鳝骨及肚内杂物，用盐擦洗干净，用滚开水去除血水、黏液，切成小块；锅中倒油，烧至八成热，倒入黄鳝、煸炒；放紫苏、黄瓜，加入适量清水，武火煮沸，放入精盐、味精等调味品，搅匀即可食用。补气益血，祛湿强筋。《随息居饮食谱》谓："鳝甘热，补虚助力，善去风寒湿痹，通血脉、利筋骨。"苏叶既有善解鱼蟹之毒的特性，还有芳香健脾、调味的作用，此菜肴趁热食用香嫩可口。

（10）薏苡仁猪蹄汤：薏苡仁30g，猪蹄1只（约250g），黄酒、盐、葱、姜、胡椒粉、酱油等酌量备用。薏苡仁碾碎（不除去破碎的仁皮）、猪脚烧去毛洗净，剁成块状，与薏苡仁一同放入砂锅，加黄酒、姜及清水1 500ml，盖好，先用猛火煮滚，除去汤面浮沫，再用文火煮约2小时，待猪蹄烂熟后，分别加入盐、酱油、葱、胡椒粉等，即可食用。祛湿除痹，健脾益胃。薏苡仁又称六谷米，具有利湿除痹的作用。《神农本草经》载："薏苡仁主筋急拘挛，不可屈仲，风湿痹。"将它与猪蹄配伍，对机体虚衰、腿脚不便、感受风寒、腰膝沉重的防治都很有效。

（11）山药乌蛇汤：乌梢蛇肉 500g，山药 15g，茯苓 10g，薏苡仁 10g，生姜 5 片，盐、味精、猪油适量。将乌梢蛇肉洗净切成小段，与山药、薏苡仁同放入锅内，加适量水，煮沸，添加猪油、盐、姜、味精等调味，饮汤吃肉。祛风湿。乌梢蛇具有除风湿和解毒功能，与茯苓、薏苡仁等祛湿药物配用，更加强了蛇肉的祛风湿作用，故对痛风有较好的治疗作用。

（12）豆腐兔肉紫菜汤：嫩豆腐 250g，兔肉 50g，紫菜 30g，植物油、精盐、黄酒、淀粉各适量。烹制方法：将嫩豆腐切块，兔肉洗净、切片，加油、盐、黄酒、淀粉拌匀，紫菜撕成小片洗净。锅内倒入清水 1 大碗，先下豆腐、食盐，烧沸后倒入兔肉片，煮片刻，放大葱花、紫菜，稍沸一下，拌匀即可。佐餐服食，连用 10 天为 1 个疗程。

（13）陈皮牛肉丝：牛里脊肉 500g，陈皮 6g，鲜橙汁 20ml，葱、姜及调味料适量。先将牛肉切丝，用蛋清拌开，放入淀粉，搅匀待用。鲜陈皮切丝，放开水中焯去苦味。油热后，炒牛肉丝至八成熟，放入盘中，留底油，然后放入少许葱末、姜末，煸出香味后放入酱油、牛肉丝，在锅中煸炒几下。再将鲜橙汁、陈皮丝放入锅里，放少量糖、盐、味精，翻炒后加入淀粉汁，即可食用。佐餐食用，随量服食。

（14）木瓜煲带鱼：生木瓜 250g，鲜带鱼 200g，陈皮 6g，葱花、味精、盐、麻油少许。先将生木瓜去皮洗净，切片备用。带鱼去鳃及内脏，洗净（勿将带鱼表层银白色油脂洗去），切成 3.5cm 的段，待用。油烧至六成热，投入葱花，共炒，出香味后即投入带鱼段，煸炸时适时翻动，加清汤或清水适量，大火煮沸，放入木瓜片，改用小火同煲至带鱼肉、木瓜片熟烂。加精盐、味精，拌匀，淋入少许麻油即成。佐餐当菜，随意服食，食带鱼肉，嚼食木瓜片饮汤汁。

（15）薏苡仁红枣汤：薏苡仁、红枣。取薏苡仁 50g，红枣 5 枚煮汤。喝汤食薏苡仁、红枣，有助于缓解关节疼痛。

（16）板栗（蒸熟风干），每日空腹服 5～10 枚。10 天为一疗程。适用于血尿酸高而腰膝无力者。

（17）马铃薯萝卜蜜：马铃薯 300g，胡萝卜 300g，黄瓜 300g，苹果 300g，蜂蜜适量。上述材料切块后榨汁，加适量蜂蜜饮用。可治痛风。

（18）芦笋萝卜蜜：绿芦笋 200g，胡萝卜 300g，柠檬 60g，芹菜 100g，苹果 400g。上述材料切块后放入榨汁机中，酌加冷开水制成汁，然后用蜂蜜调味饮用。

15. 痛风患者在食用油、调味品方面有限制吗?

患者咨询: 看了你上面所列举的那么多的食疗方,看来我这个"美食家"还是可以继续享受美味的,而且可以尝试很多以前从未尝试过的风格。我平时也经常会亲自下厨,做一些美味的食品。请问专家:痛风患者在食用油、调味品方面有限制吗?

专家回复: 看得出来这位先生是一位热爱生活、享受生活的人。在烹调方面可以给你做如下讲解:植物油包括豆油、菜籽油、玉米油、花生油、芝麻油、葵花子油、椰子油等。动物油常用的有猪油、牛油、鸭油、羊油、鱼油等。无论动物油或植物油中,嘌呤含量都较少,植物油中嘌呤含量比动物油更少。所以,痛风患者以食植物油为宜。植物油中含有较多的不饱和脂肪酸,如亚麻酸、亚油酸、花生四烯酸等。它们具有加速胆固醇分解和排泄的作用,从而使血胆固醇降低,保护血管壁,防止动脉硬化。动物油中含有较多量的饱和脂肪酸,它可使血胆固醇升高,诱发动脉硬化;动物油尚可妨碍尿酸由肾脏排泄,所以痛风患者原则上不宜食用动物油。因为痛风患者高脂血症及动脉硬化的发生率比正常人高,故应尽可能地避免促发动脉硬化的各种因素。但在动物油中,鱼油是个例外。鱼油具有降低血脂,防止动脉硬化的作用,尤其是海鱼鱼油作用更为明显，痛风患者可适当食用，以补偿偏食植物油的不足。近年研究证明，偏食植物油也有害处。植物油中多量的不饱和脂肪酸很容易自动氧化而产生有毒的过氧化物，它可使多种维生素，特别是维生素 C 氧化分解，导致人体维生素不足；它尚可与蛋白质结合生成脂褐素，导致皮肤衰老与老年斑形成。过氧化物对血管内皮细胞、脑细胞等也有损伤作用。因此，痛风患者在以植物油为主的基础上最好搭配少量的动物油。

各类调味品嘌呤含量均极少，在烹调时用量也不多，所以调味品对痛风患者不属于禁忌之列。患者在烹调时可根据自己的习惯与嗜好，选择适当的调味品。有人认为，痛风患者在烹调时除食盐外，不宜加任何调味品，这种观点是片面的。应指出的是，调味品不宜过量，适当添加调味品可改善菜肴的色、香、味，增加食欲，但如果食用过多，则会适得其反，如香、鲜调料添加过多时，会抑制食欲；辛辣调料过多则会刺激胃肠道，引起肛门灼热、皮肤瘙痒等，应酌情减量使用。

16. 痛风合并糖尿病饮食应注意什么?

患者咨询：我因为痛风反复发作都住过好几次院了，因为害怕那刻骨铭心的痛，平时海鲜、啤酒碰都不敢碰，饮食也偏于清淡，可是最近单位体检发现自己又得了糖尿病，真的很纳闷，自己那么注意生活起居以及饮食方面的调养，怎么还会得糖尿病。请问专家：痛风合并糖尿病饮食应注意什么？

专家回复：你的这种情况在临床上很常见，虽然不幸，但也不要太过于懊恼，只要你严格控制饮食，适当运动，积极配合医生治疗，糖尿病和痛风都可以控制得不错。

（1）控制糖类食物的摄取：对正常体重单纯采用饮食治疗的糖尿病患者，开始时糖类食物要严格控制，每日进食主食250g；经过一段治疗，如血糖下降，尿糖消失，可逐渐增至300g。应用药物治疗者病情控制不满意时，糖类食物控制在每日进食250g，病情稳定后可适当放宽。有些患者生活习惯中主食量很大，亦可对此进行分阶段逐渐减少，直至达到要求。糖类食物提供的热能占总热能的60%是一个较适宜的比例。在主食的选择方面也有其特殊性，糖尿病患者强调以粗粮为宜，而痛风患者则主张吃细粮，因为细粮中嘌呤含量比粗粮低。当痛风与糖尿病并存时，则在主食的选择上就应做到粗细搭配，二者兼顾。至于粗粮与细粮二者之间的比例是多少，则应根据病情变化不断调整。例如，当痛风病情较稳定、血尿酸基本正常，但糖尿病控制不佳、血糖较高时，则粗粮的比例应提高。反之，则细粮的比例应提高。避免饮用含糖饮料，并忌食一切含糖的副食。

（2）限制含有饱和脂肪酸的动物性脂肪：尤其肥胖患者，血脂过高者，尽量减少富含胆固醇的食物，如一些动物内脏、蛋黄等。糖尿病患者的脂肪摄入应控制在总热能的 30% 以下，一般为 25% 左右。

（3）蛋白质摄入量：应控制在总热能的 15% 左右。其中至少有 1/3 为动物性蛋白。儿童患者的蛋白质需要量为每日每千克体重 2g 左右。合并糖尿病性肾病而无氮质潴留者，尿蛋白丢失多，则应适当增加蛋白质的摄入量；伴有肝、肾衰竭者，则需要减少蛋白质的摄入量。

（4）膳食纤维：膳食纤维可增强糖尿病患者的胰岛素敏感性，有降低空腹血糖、餐后血糖和改善糖耐量的作用；高纤维素饮食还可使糖尿病患者高胆固醇、高甘油三酯血症显著改善，因而能预防动脉硬化和心脑血管病的发生。其作用机制可能与纤维的吸水性及其改善食物在胃肠道中的传送时间等有关。纤维素还可在结肠中清除自由基，预防肠内有害物质的形成。所以，糖尿病患者在饮食中应适当增加富含膳食纤维食物的供给量，如粗杂粮、荞麦、坚果类和蔬菜类等。

（5）维生素和无机盐：维生素可改善患者的神经功能，维生素 B 是糖代谢所必需的，需适量补充；维生素 C 可防止因微血管病变引起的坏血病。酮症酸中毒时要补充钠、钾、镁以纠正电解质紊乱，但平时钠盐不宜过高。钙的摄入量应提高，因代谢紊乱，使糖尿病患者易出现骨质疏松。含钙较多的食物有牛奶、乳制品、海藻类及豆腐等。

此外，三价铬是葡萄糖耐量因子的组成成分，能够促进葡萄糖进入细胞内，实验证明，其具有改善葡萄糖耐量的作用，含活性铬的食物有牛肉、蘑菇等。为减轻胰岛 B 细胞的负担，使之合理的分泌胰岛素，糖尿病患者每日至少进食三餐，并应定时定量。应用胰岛素治疗的患者，或易出现低血糖的患者还可加餐 2～3 次，即在每日固定的热能中抽出一部分用于加餐。三餐食谱内容应搭配合理。

17. 痛风合并高血压饮食应注意什么？

患者咨询：我是搞信息工程的，经常加班熬夜，应酬也比较多，工作很辛苦，生活也极其没有规律，今年才 40 岁出头，就经常头晕，烦躁，失眠，量了几次血压都很高，基本都在 160/110mmHg 以上，确诊高血压，已经开始服用降压药了。祸不单行，最近脚踝也有几次半夜疼痛发作，难以入睡，医生说我这是痛风。请问专家：痛风合并高血压饮食应注意什么？

专家回复：这位先生真的要好好调养一下身体状

态了，如果再这样透支自己的健康，疾病会越来越重，更多相关的疾病如糖尿病、冠心病等也都会随之到来的。痛风患者常合并高血压，其发生率高达 50% 以上，当痛风患者出现痛风性肾病，造成肾脏损害时可造成肾性高血压。饮食治疗应在痛风的基础上注意以下 4 点：

（1）减少钠摄入：人群每日摄盐量减少 1g，能使舒张压平均下降 4mmHg。理想的摄钠标准相当于每日 5g 食盐。

（2）增加钾的摄入：钾与高血压呈明显的负相关，高钾饮食可以降低血压。增加膳食钾主要是多食新鲜蔬菜、水果、豆类（除黄豆外）等。

（3）增加钙：膳食中低钙与高血压有关。有研究表明，人群日均摄钙每增加 100mg，平均收缩压可下降 2.5mmHg，舒张压下降 1.3mmHg。我国人群普遍钙摄入量不足，牛奶中含钙量较高。每日补充 250ml 牛奶即可满足需要。新鲜蔬菜中油菜、芹菜、萝卜缨中含钙较高，蘑菇、木耳等也可补充钙的成分。

（4）减少膳食脂肪，补充优质蛋白质：流行病学研究表明，如能将膳食脂肪控制在总热能 25% 以下，连续 40 天可使男性收缩压和舒张压下降 12%，女性下降 5%。

18. 痛风合并冠心病饮食应注意什么？

患者咨询：我母亲今年 78 岁高龄，患冠心病有 30 来年了，最近出现大脚趾反复的红肿疼痛，有时疼得无法下地，医生说这是痛风。听说这个病的发病跟饮食习惯有很大关系。请问专家：痛风合并冠心病饮食应注意什么？

专家回复：痛风合并冠心病的患者一般都是上了年纪的老人，饮食方面更是要讲究搭配，既要清淡少油腻，还要注意兼顾营养，以下 8 点是要注意的问题：

（1）控制总热能，维持正常的体重：糖类在总热能中的比例应控制在 60% ~ 70%。宜适当吃些粗粮，以增加多糖类、纤维素、维生素的含量。

（2）控制脂肪与胆固醇摄入：脂肪摄入量应占总热能 20% ~ 25% 以下，其中动物脂肪以不超过 1/3 为宜。脂肪摄入以植物脂肪为主，适当地吃些瘦肉、家禽、鱼类。多吃海鱼有益于冠心病的防治。但由于患者同时患有痛风，海鱼富含嘌呤，因此食用海鱼要适量。膳食中应控制富含胆固醇食物的摄入，特别是动物的内脏、脑等，胆固醇摄入量应控制在每日 300mg 以下。

（3）适量的蛋白质：每日食物中蛋白质的含量以每千克体重不超过 1g 为宜，应适当增加植物蛋白，尤其是大豆蛋白。其适宜比例为蛋白质占总热能的12%左右，其中优质蛋白占40%～50%，优质蛋白中，动物性蛋白和植物性蛋白各占一半。常选用牛奶和鸡蛋等。

（4）选用多糖类：糖类主要来源应以米、面等含淀粉类食物为主。

（5）饮食宜清淡、低盐：对合并高血压者尤为重要，食盐的摄入量每日控制在5g以下。可随季节活动量适当增减。饮食宜清淡，少量多餐，避免吃得过多、过饱而诱发心绞痛。

（6）多吃一些保护心血管的食物：如洋葱、大蒜、木耳、海带等。适量饮茶可防治冠心病。茶叶具有抗凝血和促进纤维蛋白溶解的作用，茶叶中的茶多酚可改善微血管壁的渗透性，能有效地增强心肌和血管壁的弹性和抵抗力，预防或减轻动脉粥样硬化，茶叶中的咖啡因和茶碱可直接兴奋心脏，扩张冠状动脉，增强心肌功能。但饮茶应适量，且宜饮用淡茶。

（7）供给充足的维生素、无机盐和微量元素：对痛风合并冠心病的患者，膳食中应注意多吃含镁、铁、锌、钙、硒元素的食物。含镁丰富的食物有小米、玉米、枸杞子、桂圆等。含铁丰富的食物有酵母、牛肉、肝、全谷类、干酪、红糖等。膳食中的钙可预防高血压及高脂膳食引起的高胆固醇血症。含钙丰富的食物有奶类、海产品等。含硒较多的食物有牡蛎、鲜贝及鱼类等。多吃蔬菜和水果有益于心脏。蔬菜和水果是人类饮食中不可缺少的食物，含有丰富的维生素 C、无机盐、纤维素和果胶。凡绿色蔬菜或黄色蔬果中都含有较多的胡萝卜素，它具有抗氧化的作用，维生素 C 能够影响心肌代谢，增加血管韧性，使血管弹性增加，大剂量维生素 C 可使胆固醇氧化为胆酸而排出体外。猕猴桃、柑橘、柠檬和紫皮茄子含有丰富维生素 C，应多吃。

（8）忌烟酒和忌高脂肪、高胆固醇食物：冠心病患者应当戒烟，减少饮酒量；当合并高脂血症时，应避免饮酒，并应忌用或少用全脂乳、奶油、蛋黄、肥猪肉、肥羊肉、肥牛肉、肝等动物内脏、黄油、猪油、牛油、羊油、椰子油及一切辛辣调味品。

19. 痛风合并肥胖症饮食应注意什么？

患者咨询： 我从小就体重超标，只要一听说哪里有减肥的新药上市我都会抢先尝试，还报了好多次减肥的俱乐部，可是体重从来没有下降过，而且有越来越胖的趋势，真的很痛苦。最近还得了痛风，更是苦不堪言啊。我平时饮食不太注意忌口，什么都吃。请问专家：痛风合并肥胖症饮食应注意什么？

专家回复： 痛风合并肥胖症患者的饮食应通过限制热能的摄取而达到减肥的目的。从长远的观点看，只要将摄入热能降低到热能消耗水平以下，或同时增加运动消耗热能，体重必然减轻。在此过程中，机体将储存的脂肪用来产生热能，以达到热能平衡。控制饮食的原则是依据患者的年龄、劳动强度、膳食的热能及病情而定。

（1）合理控制热能：儿童要考虑其生长发育的需要，老年人则要注意有无并发症存在。对热能的控制，一定要循序渐进，逐步降低，以增加其消耗。对于正处于发育期的青少年来说，应以强化日常体育锻炼为主，千万不可盲目控制饮食，以免发生神经性厌食。在低热能饮食中，蛋白质供给量不可过高，其食物蛋白质的供给量应当占饮食总热能的 20% ~ 30%，即每天供给蛋白质 50 ~ 75g 为宜。

（2）限制脂肪：过多摄入脂肪可引起酮症，加重痛风和高尿酸血症的病情。肥胖者饮食中脂肪应控制在总热能的 25% ~ 30%。

（3）限制糖类：糖类供给应占总热能的 40% ~ 55% 为宜。含单糖食品，如蔗糖、麦芽糖、果糖、蜜饯及甜点心等，应尽量少吃或不吃，含纤维多的食物可适当食用。

（4）保证维生素和无机盐的供应：新鲜水果和蔬菜含有丰富的维生素，可选择食用。适用于减肥者食用的蔬菜有角瓜、黄瓜、冬瓜、萝卜、油菜、芹菜、绿豆芽、韭菜、白菜、洋葱、菜花、生菜、海带、木耳等，水果有西瓜、柚子、草莓、桃、苹果、橙子等。

（5）限制食盐：食盐能引起口渴并能刺激食欲和增加体重，应加以限制。

（6）烹调方法及餐次：宜采用蒸、煮、烧、烤等烹调方法，忌用油煎、炸的方法，煎炸食物含脂肪较多，并刺激食欲，不利于减肥。进食餐次应因人而异，通常为三餐。

第七章

预防措施

　　由于高尿酸血症是痛风的生化基础，而高尿酸血症除了与基本病因有关外，还与日常生活及饮食密切相关，也与很多诱因息息相关。所以，预防在痛风的综合治疗方案中显得格外重要。其中，预防痛风的发生，减少痛风的复发，迅速治疗急性期痛风和加强慢性期治疗，预防痛风的并发症特别是肾损害，是预防的关键所在。预防措施如下：患病家族普查；控制饮食；防治高尿酸血症是预防痛风的根本；肥胖、高血压、高脂血症、糖尿病均为痛风的危险因素，所以防治高血压、高脂血症，积极治疗糖尿病可以有效地预防痛风发作。此外，饮酒使痛风发生的危险性增加，酒类可提供嘌呤原料，如啤酒中就含有大量鸟嘌呤，导致正常人饮酒后血尿酸一过性升高，而使原有高尿酸血症者痛风发作。因此，有痛风倾向或痛风家族史者，应严格戒酒，同时禁烟，且不宜食用辛辣煎炸熏烤的食物，尽量少食高脂肪及易于化湿生热之食物。避免过度劳累、紧张、受冷、受湿、关节损伤等诱发因素及增加碱性食物的摄入，多饮水促进尿酸排泄等，都是预防痛风发生的重要措施。

1. 为什么"生活奔小康，痛风更要防"？

患者咨询：我的父亲今年50多岁，是一位管理干部，患痛风已经有4~5年了，反反复复发作，我妈老骂他是管不住自己的嘴，吃出来的病。上周陪老爸去医院看病，在医院的科普讲座公告栏里看到"生活奔小康，痛风更要防"的标题，在我的印象里，很多疾病是因为贫穷才有的。请问专家：为什么"生活奔小康，痛风更要防"？

专家回复：你的理解也不算错，很多疾病是因为贫穷才有的，但不是所有的疾病都是。痛风这个病与糖尿病、高血压、高脂血症等却一直有着"富贵病"的帽子。从物质的角度去看，这些病确实是因为物质生活太丰富而导致的；如果从知识的角度来看，这些病却是贫穷病，因为缺乏饮食、健康的知识，饮食结构不合理、生活方式不科学等，导致人体代谢紊乱而产生疾病。不过这些疾病现在不再是富贵者的专利，随着人们生活水平的不断提高，都市"富贵病"——痛风的发病率正在逐年上升，严重危害人们的身心健康。痛风患者反复发作，缠绵难愈，如果长期得不到合理有效的治疗，则尿酸盐结晶沉积在关节内和组织中，形成痛风石、痛风肾等，甚至危及生命。痛风而有显著肾损害者占41%，25%死于肾衰竭，痛风肾是痛风致死的首要原因。现实生活中痛风患者往往有"六高一低"，即高尿酸、高血压、高血糖、高脂血症、高体重、高黏血症及肾功能低下，痛风与肥胖、糖尿病已成为现代社会的三联"杀手"。痛风的防治，无论是原发性还是继发性，除少数由于药物引起者停药外，大多数缺乏病因治疗，因此尚不能根治。我们的生活由温饱向小康转变的今天，对痛风更应引起高度重视。若患者出现痛风发作、反复肾结石、痛风性肾病，应找风湿病科专家诊治，以免延误治疗，造成终身遗憾。

2. 如何调养预防痛风复发?

患者咨询：我是一名患痛风多年的患者，知道合理的饮食结构与劳逸结合可以更好地预防疾病的复发，但不知道该如何去做。请问专家：如何调养预防痛风复发?

专家回复：我们国家目前经济发展比较快，人们的生活都有了明显改善，但是，在温饱问题解决了之后，知识的"温饱"没有跟上，拖了后腿，无论是在法律、道德还是在日常生活、健康等方面的知识普及都显得极度匮乏，与经济的发展极不协调，所以单就卫生方面来说，这些年痛风、糖尿病、高血压、高脂血症等发病率急剧上升，不仅给人们带来身心上的负担，也给经济上带来了很大负担。具体说到调养，这确实是疾病治疗的不可分割的部分。痛风急性发作稳定后，在坚持药物治疗的同时，一个很重要的方面就是要注意调养。养治结合，同样可以达到预防复发，甚至完全控制复发的目的。调养的方法很多，主要有以下4种：

（1）饮食调养：这是所有调养方法中最重要的。严格控制饮食，禁食肥甘厚味、辛辣刺激制品，尤其避免进食富含高嘌呤食物，如动物内脏、沙丁鱼、豆类及发酵食物等；严格禁酒，尤其是啤酒；多饮水，每天饮水2 000ml以上；食物的三大营养素要按照高碳水化合物、中等蛋白、低脂肪的分配原则进行搭配；鼓励多吃富含维生素与纤维素的蔬菜水果，适量食用富含蛋白类的食品如鱼、鸡蛋、牛奶等。

（2）心理调养：尽量克服因疼痛和运动受限而出现的焦虑不安、急躁易怒、烦躁失眠等情况，正确对待疾病，保持情绪平和、心情舒畅、精神乐观，积极配合医生治疗，树立战胜疾病的信心。

（3）锻炼调养：适度的体育锻炼如散步、慢跑、骑自行车、游泳、打太极拳等有氧运动，既可调整呼吸、循环及神经系统功能，缓解患者的紧张、焦虑、忧伤、恐惧等情绪；又可增强机体的免疫功能，提高机体对外界环境的适应能力，减少感染和其他应急反应对人体的损害，避免痛风复发或加重；还能锻炼肌肉、骨骼、关节，有利于痛风的治疗和康复。

（4）起居调养：防止过度疲劳，不熬夜、不参加过度劳累及剧烈的体力活动，保持劳逸结合，弛张有度，有规律的生活习惯；适度控制性生活，特别是老年痛风患者或伴有肾功能损害者更要注意节制；同时注意尽量避免外伤等。

只要坚持治疗、调养得当，就能促进病情好转与身体康复，能够更好地控制病情。

3. 预防痛风的十大原则有哪些?

患者咨询： 我去年 10 月份外出旅行时在景点突然脚痛得不行，急忙到医院去看，说是痛风急性发作，就给开了双氯芬酸钠吃，并嘱不能吃海鲜、动物内脏等，几天后病就治好了，后来一直也没复发。前几天去医院体检，显示尿酸 600μmol/L，顺便向医师说了我的痛风病情，医师说虽然没有再发病，但还得预防，需要采取一定的预防措施并坚持执行。听说预防痛风有十大原则，但不知道具体内容。请问专家：预防痛风的十大原则有哪些?

专家回复： 痛风常规防治措施包括：①预防血尿酸升高及尿酸盐沉积；②终止急性关节炎症发作；③防止病情反复发作；④保护肾功能；⑤治疗原发病。

在日常生活中还需要加强饮食及合理运动，才能有效控制痛风并减少发作。真正要做到这样，必须遵循相应的原则，方能收到事半功倍的效果。

（1）少吃肥甘：严格限制嘌呤类食品的摄取。大鱼大肉，膏粱厚味，肥甘之品，如动物内脏（脑、肝、肾、心等），海鲜鱼类等，都是含高嘌呤类物质的食品，要尽量少吃。

（2）防止肥胖：因为胖子脂肪多，脂肪组织分解可抑制尿酸排泄。中医讲肥人多痰，痰湿容易蕴结关节、经络，郁而化热。痛风患者90%喜欢饮酒、吃肉、吃海鲜，运动又少，过早地"发福"（肥胖）。要防止肥胖，关键是控制饮食，每餐吃八分饱即可，少吃荤菜，多吃素菜，并要保持营养平衡。还要坚持锻炼，每天保持一定的运动量，尽可能使体重减轻，防止痛风的发生。

（3）严格戒酒：因为酒类含乙醇，乙醇代谢使血乳酸水平增高，乳酸能阻碍肾的排泄尿酸作用。中医讲嗜酒易产生湿热郁结，所以最好勿饮酒。可饮一些碱性饮料如苏打水，有利于尿酸溶解，顺利地排出体外。

（4）多饮茶水：茶属碱性，可以防止尿酸结石的形成。每天最少要饮水2 000ml以上，保持尿量2 000ml以上，可以促进尿酸排泄，这是最简单的方法。

（5）常查尿酸：经常检查血尿酸，一般每3个月复查一次。血尿酸水平愈高，痛风发作的可能性愈大。

（6）家族普查：对患者的家族进行普查，及早发现无症状的高尿酸血症者，定期复查。

（7）避免过劳：劳动过度伤神，房劳过度伤精，精神紧张伤气；人的"三宝"（精、气、神）受到损伤，体质下降，脏腑功能失调，就容易患病。所以要保持精神愉快，避免精神刺激与避免过度劳累。

（8）顺应四时：防止受寒、受潮湿。防止关节损伤及外伤。

（9）年轻早防：我国痛风的发病率正在增高，痛风患者的年龄正在年轻化。所以，主张从年轻时（20～40岁）开始，就要注意预防痛风。

（10）中医调理：坚持服用中药调理，既可平衡阴阳，增强体质，预防急性痛风发作，又可避免西药的副作用。

4. 痛风的三级预防指的是什么？

患者咨询： 我是一个老痛风患者，也是"痛风爱心俱乐部"的老会员了，比较关心疾病的预防工作。请问专家：痛风的三级预防指的是什么？

专家回复： 痛风的预防非常重要，值得注意。痛风的三级预防主要是针对痛风的危险因素、痛风的治疗、痛风并发症的预防等几方面，具体如下：

（1）痛风的一级预防：是针对易发痛风的危险因素进行预防，预防对象是痛风家族史直系亲属、体力活动少、嗜酒、营养过剩和肥胖者，以及体检发现血尿酸偏高的高尿酸血症患者。痛风的发生除与遗传、年龄等有关外，还与环境因素密切相关，如饮食习惯、营养状况、工作及生活条件、体力活动、职业等。前者属不能改变的因素，后者则可以通过个人努力加以调整，即通过改变这些环境因素来减少痛风的发生。主要是养成健康的饮食习惯，保持体液的"酸碱"平衡，减少体内尿酸的生成，多素少荤，始终保持体液的弱"碱"性，多饮水。节假日期间，不可暴饮暴食，避免营养过剩及肥胖，保持理想体重。远离吸烟、酗酒等不良嗜好。注意劳逸结合长期从事脑力劳动者，每日应参加一定的体力活动，使脑力活动和体力活动交替进行，并持之以恒。合理安排生活。生活要有规律及节制，同时培养乐观主义精神，经常参加文娱及体育活动。定期健康体检。体检对预防痛风非常重要，尤其是40岁以上者或肥胖者，应每年做1次健康体检，包括血尿酸测定，以早期发现高尿酸血症患者，防止向痛风发展。

（2）痛风的二级预防：是指对已发生痛风的患者做到早诊断，并及时进行全面的、系统的治疗，以防止其病情加重及发生并发症。对早期确诊的痛风病患者，首先禁止进食海鲜、肉类，尤其是动物内脏等高嘌呤食物。戒除酒类。摄入充足的水分。应选用酸碱度值为 7.0 的矿泉水或普通自来水，多饮水可以增加尿酸的溶解及尿酸的排泄。对于红肿疼痛较重的患者，应使用镇痛消炎类药物，如秋水仙碱或非甾体类药物。防止其病情加重及发生并发症，待炎症控制后，再进行适当的体育锻炼，此间，仍配合饮食控制，多饮水和碱化尿液等措施，可有效地预防痛风性肾结石和皮下痛风石的形成。

（3）痛风的三级预防：主要是预防痛风并发症的发生和发展，以提高痛风患者的生活质量。痛风性肾病是痛风常见的一种并发症，也是痛风最常见的死亡原因。尿酸增高是引起痛风性肾病的基础，控制血尿酸是预防尿酸性肾病的前提。故需选择有效的降尿酸药物，使血尿酸维持在正常水平。降尿酸的药物分两大类，一是促进尿酸排泄的药物，如苯溴马隆，其主要作用是抑制肾小管对尿酸的重吸收，增加肾小管对尿酸的排泄，服药期间应大量饮水，碱化尿液；二是抑制尿酸生成的药物，如别嘌呤醇。由于该药有发热、胃肠不适、白细胞及血小板减少，肝功能损害，剥脱性皮炎等副作用。因此，服药期间须定期检查肝功能、血常规，如发现异常应立即停药。高血压会引起或者加重肾脏损害，而痛风患者多伴有血压增高，故需严格控制高血压。可选择的降压药以血管紧张素Ⅱ受体阻滞剂，如氯沙坦为好。

5. 痛风的预防目标有哪些?

患者咨询: 我今年50多岁了，患痛风好几年了，担心自己的子女将来也会患这个病。听说这个病可以预防，重在平时，应当在日常生活中采取一些措施。请问专家：痛风的预防目标有哪些?

专家回复: 这个病目前虽然没有根治的办法，但是要是能够做到早预防，那么患病的机会也会大大减少。我们平时给痛风患者提出了8条预防目标：

（1）防肥胖：肥胖既是痛风发病的危险因素，又是痛风发展的促进因素。肥胖者的血尿酸水平通常高于正常人，若痛风伴肥胖还可影响药物效果，降低药物敏感性。因此，肥胖者应当减肥，主要措施是控制总热量，限制脂肪摄入及坚持参加体育锻炼。需要注意减肥时不宜操之过急，因脂肪等组织若分解过快可引起酮体及乳酸浓度增高，抑制尿酸分泌而诱导痛风的急性发作。一般减肥应以3～4周内减重1～2kg为宜。

（2）防高脂血症：高脂血症者血液呈高凝状态，可促进动脉粥样硬化的发生与发展，并且高脂血症者常伴肥胖和高尿酸血症，因而高脂血症既构成痛风的危险因素，又将增加痛风患者的心血管并发症，降低患者生活质量。因此，痛风患者要定期测定血脂。若血脂浓度高，首先需要控制饮食，摄入低脂食物，避免高脂食物，必要时服用降脂药，以使血脂恢复正常，减少心血管并发症，防止痛风发作。

（3）防高嘌呤食物：嘌呤是尿酸生成的来源，如果进食含嘌呤量大的食物极易引起高尿酸血症，诱使痛风发作。目前已知含嘌呤量大的食物主要有肝、肾、心脏、胰脏等动物内脏，沙丁鱼、凤尾鱼、鳕鱼、马哈鱼等鱼类及其鱼卵，咸猪肉、羊腿肉、松鸡、野鸡、鸽肉等动物肉类。痛风患者要少吃或不吃上述食物，多食鸡蛋和牛奶，可选择新鲜猪肉、牛肉、鸡肉以及淡水鱼、虾来补充一定的蛋白质，也可少量食用豆类制品和干果类，新鲜蔬菜则可多吃些，以使饮食更加合理，有利于预防痛风发作。

（4）防酗酒：饮酒是痛风发作的最重要诱因之一。这是由于酒精的主要成分乙醇可使体内乳酸增加，而乳酸可抑制肾小管对尿酸的排泄；乙醇还能促进嘌呤分解而直接使血尿酸升高；同时，酒类本身可提供嘌呤原料，如啤酒内就含有大量嘌呤成分。因此，大量饮酒可致痛风发作，长期慢性饮酒可发生高尿酸血症。痛风患者最好戒酒，一时戒不掉也要注意避免大量饮酒，更忌酗酒。

（5）防剧烈运动：剧烈运动后体内乳酸产生增加，可抑制肾小管分泌尿酸而使血尿酸升高。剧烈运动还可致出汗过多，机体失水而使血容量、肾血流量减低而影响尿酸排泄，引起一过性高尿酸血症。所以，痛风患者不宜剧烈运动。进行运动锻炼宜选择运动强度较小的有氧运动项目，如散步、步行、骑自行车、游泳等，而要避免球类、爬山、跳跃等运动强度大的项目，同时注意运动过程中要有休息，并应多饮水。

（6）防受寒及过度劳累：受寒及过度劳累均可使人体自主神经调节紊乱，易致体表及内脏血管收缩，包括肾血管的收缩，从而引起尿酸排泄减少。因而痛风患者要在寒冷季节穿暖和些，避免受寒。在日常生活中要劳逸结合，避免过分劳累和精神紧张。养成良好的生活习惯，可大大降低痛风发生的概率。

（7）防肾结石的发生：痛风患者肾结石的发生率较高，主要与尿酸的排泄增加有关，即尿酸浓度越高，肾结石的发生率越高。因此，为促进尿酸排泄和预防尿路结石，必须多饮水，每日饮水量在 2 000ml以上。同时注意碱化尿液，可每日口服碳酸氢钠0.6～0.9g，分2～3次服。

（8）防慢性痛风性肾病发生：长期服用阿司匹林、利尿剂、抗结核药等药物的患者应定期检测血尿酸，因为这些药物可抑制肾小管排泄尿酸。如果血尿酸长期升高，不但引起痛风发作，而且血中过饱和尿酸盐易沉积在各主要脏器而引起器质性病变，尤其是肾脏，高浓度尿酸盐在肾组织内沉积可引起痛风性肾病发生。因此，选择药物要谨慎，避免使用对肾脏有毒副作用的药物，也要避免使用升高血尿酸浓度的药物，并积极控制高尿酸血症，以预防肾脏损害及急性肾衰。

6. 秋冬时节为何更要防痛风？

患者咨询：以前在秋冬季节，经常会和一帮朋友去吃火锅、野味之类的，确实很过瘾。可是，自从患了痛风之后，医师告诉我说秋冬季节痛风也是比较容易发病的，要少吃火锅。请问专家：秋冬时节为何更要防痛风？

专家回复：看到珍馐美味却不能吃，这一点确实让人很懊恼，实属无奈！尤其是秋冬，收获蓄养的季节，山珍海味尽显其丰富，但这些都是高嘌呤食物，所以要敬而远之。痛风患者如果平时食用大量油腻肉类食物，容易导致湿热内蕴，外感风寒湿邪侵袭经络，气血不能畅通则痛风容易复发。深秋初冬时节天气较凉，人体进食中枢受寒冷刺激，引起食欲增加，饭量增大，若多食肥甘厚味，则体内血尿酸产生过多，因而容易加重病情。随着寒冷冬季的来临，人们吃牛羊肉火锅热度迅速上升的同时，患痛风的人数也比平时增加 20%～30%。

民间认为冬天进食牛羊肉及各种火锅等温热食物可抵御冬寒，但火锅里的海鲜、蘑菇、牛羊肉等，嘌呤含量特别高，而火锅汤更是"超级杀手"。据测试，每 100ml 肉汤内含嘌呤 160～400mg。这类含嘌呤高的食品，痛风病患者食用后极易诱发或加重病情。面对趋之若鹜的美食爱好者，还是古训说得好，"病从口入"，火锅的确好吃，但在吃这种传统美食时一定要以健康为原则，适可而止。

7.　"黄金周"为何更要防痛风？

患者咨询：我今年 40 多岁，来深圳闯荡 10 多年，平时工作一直繁忙，很少回内地看望父母和兄弟姐妹。今年国庆长假好不容易抽出时间带着妻儿回归故里，顺便饱览家乡的美丽山川。可老天好像故意捉弄人似的，在老家聚会得很高兴时，一天夜里突然脚痛得厉害，当时不得不去住院，害得父母都非常担心，家人也兴味索然。好在听说是痛风，还不算是什么严重的病，在医院里，也见到很多类似我这样节假日出游的人患此病，那里的医师说"黄金周"里更要防痛风。请问专家："黄金周"为何更要防痛风？

专家回复：佳节来临，普天同庆，或亲朋相聚，佳肴美味，大饱口福，推杯换盏，其乐融融；或举家旅游，忘情山水，自乐其中。但是，在"黄金周"这样欢乐的时刻，需要预防一种"富贵病"——痛风的侵袭。痛风患者常常在大快朵颐享用佳肴美味中发生，在出差、旅游时，急性关节炎突然发作，关节红、肿、剧痛，不能活动，持续数日，甚至更长时间。痛风发病的基本条件是高尿酸血症。美味佳肴、过量饮酒、紧张过度的生活是导致痛风的主要原因之一。营养过剩使尿酸过高。日本的相扑士患痛风比例较高，就是和营养过剩有关。痛风发作除了血尿酸升高这一重要因素外，还受精神过分紧张，身体过度疲惫，关节局部受到撞击、挤压或摩擦，肢体在寒冷的气温中滞留过久等诸多因素的影响。

　　那么痛风患者如何平安度过"黄金周"呢？①严格限制嘌呤类食品的摄取。②肥胖极易导致痛风，所以每餐吃八分饱即可，并要保持营养平衡。要积极减肥，增加活动，尽可能使体重减轻，防止痛风的发生。③过量饮酒会使肾脏排泄尿酸功能受阻，所以最好勿饮酒。多饮一些碱性饮料如苏打水，有利于尿酸溶解，顺利地排出体外。④多饮水，成人每天最少要饮水 8 杯（2 000ml）左右，将有助于尿酸溶解和排泄，这是最简单的方法。⑤旅游之前要对痛风发病的可能性大小作充分的评估，包括：一是近期有否发病，发病的频度；二是工作轻重、环境好坏、活动及精神所承受的压力等对痛风发病的影响；三是检查血尿酸，血尿酸水平愈高，痛风发作的可能性愈大；如果血尿酸浓度增高，要尽快将其降至正常或近于正常值；四是带齐药品，包括降尿酸药和抑制炎症的药物。途中万一发病，应尽快结束旅行，及时到当地医院就诊，或返回进一步诊治。

8. 痛风患者的运动疗法该如何安排?

患者咨询：前几天，我丈夫因为喝啤酒夜里右膝突然肿痛起来，服了家里的止痛药也没法止住痛，急忙去住院，被诊断为痛风急性发作，输了几天液。出院时医生除了叮嘱饮食控制外，还要求注意休息，适当锻炼。请问专家：痛风患者的运动疗法该如何安排?

专家回复：适当锻炼其实就是根据病情的需要来进行锻炼。在痛风患者急性期应绝对卧床休息。缓解期适当运动可预防痛风发作，减少内脏脂肪，减轻胰岛素抵抗性。通过合理运动，不仅能增强体质、增强机体防御能力，而且对减缓关节疼痛、防止关节挛缩及肌肉失用性萎缩大有益处。然而，无论是体力活动还是运动锻炼，都必须讲究科学，以下4点是必须注意的：

（1）不宜剧烈活动：一般不主张痛风患者参加剧烈运动或长时间体力劳动，例如打球、跳跃、跑步、爬山、长途步行、旅游等。这些剧烈、量大、时间长的运动可使患者出汗增加，血容量、肾血流量减少，尿酸排泄减少，出现一过性高尿酸血症。另外，剧烈运动后体内乳酸增加，会抑制肾小管排泄尿酸，可暂时升高血尿酸。目前已有大量资料证实，剧烈或长时间的肌肉活动后，患者呈现高尿酸血症，在这种情况下不利于患者痛风病情改善，还可能诱发痛风发作，因此痛风患者要避免剧烈运动和长时间的体力活动。

（2）坚持合理运动：痛风患者不宜剧烈活动，但可以选择一些简单运动，如散步、匀速步行、打太极拳、跳健身操、练气功、骑车及游泳等，其中以步行、骑车及游泳最为适宜。50 岁左右的患者运动后心率能达到 110～120 次 /min，少量出汗为宜。每日早晚各 30 分钟，每周 3～5 次。运动种类以散步、打网球、健身运动等耗氧量适中的有氧运动为好。这些运动的活动量较为适中，时间较易把握，只要合理分配体力，可以既起到锻炼身体之目的，又能防止高尿酸血症。患者在运动过程中，要做到从小运动量开始，循序渐进，关键在于坚持不懈；要注意运动中的休息，如果总共安排 1 小时的运动锻炼，那么，每活动 15 分钟即应停下来休息 1 次，并喝点水补充体内水分，休息 5～10 分钟后再度活动 15～20 分钟，这样 1 小时内可分为 3 个阶段进行，避免运动量过大和时间过长，是一种合理的运动安排。

（3）运动与饮食结合：单纯运动锻炼并不能有效降低血尿酸，但与饮食保健结合起来则会显著降低血尿酸浓度，起到预防痛风发作、延缓病情进展的作用。

（4）坚持按摩：每日起床后和晚睡前，坚持按摩
5 个部位（大、小腿、膝、踝、脚大踇趾关节）和两
个穴位（劳宫穴在手心、涌泉穴在脚心），各按摩
100 次，早晚各 30 分钟左右，同时每晚睡觉前用热
水泡脚 20 分钟。

　　总之，养成良好的饮食习惯和生活方式，有劳有
逸，避免精神紧张，再加以积极的运动锻炼，不仅可
稳定患者病情，还可极大提高患者生活质量，是最主
动的防治措施。

9. 痛风患者的康复锻炼该如何进行?

　　患者咨询：我的父亲自从被诊断痛风后，他就听
从医师的建议，谨慎运动，他索性就不运动了，怕痛
风复发。但是如果他长期不锻炼，对他的病是不是一
样有害？请问专家：痛风患者的康复锻炼该如何
进行？

　　专家回复：很多痛风患者因为剧烈运动后诱发痛
风发作，在急性期因为疼痛而不能锻炼，锻炼会加重
病情，所以要制动，充分休息。而在缓解期也变得谨
小慎微，不敢锻炼，这其实是对痛风康复锻炼的一个
误解。你说得很有道理，如果长期缺乏锻炼，对痛风
同样是有害的。大多数痛风患者比较肥胖，因为肥胖
的人比体重正常的或偏瘦的人更易患高尿酸血症，所

以减轻并保持理想体重是治疗痛风和高尿酸血症原则之一。减肥以 1～2kg/月为宜，但不要采取饥饿疗法，因为饥饿疗法会影响肾脏排泄尿酸量而导致高尿酸血症或诱发痛风发作，应做到三餐进食，睡前不吃东西。而减轻体重的最好办法就是运动，这对痛风患者非常重要，适当的运动可预防痛风的发作，减少内脏脂肪，减轻胰岛素抵抗。运动的种类包括散步、游泳、打羽毛球、健美操、太极拳等有氧运动。注意避免剧烈运动，因剧烈运动为无氧运动，产生大量乳酸及尿酸竞争排泄而使尿酸生高；同时由于肌肉三磷酸腺苷（ATP）的分解而导致肌苷次黄嘌呤的大量入血，使血尿酸增高。

10. 痛风患者旅行时应注意什么?

患者咨询：我是一位痛风患者，已经患病八九年了，病情反复发作，痛苦不已，其中好几次都是在我外出时患的病。我每次出去，饮食基本与在家差不多，但还是会犯病，不知道是什么原因。请问专家：痛风患者旅行时应注意什么?

专家回复：其实你说的现象是比较普遍的，一部分人是因为饮食上放松了控制所致；除此之外，还有许多诱发的原因，如劳累、精神紧张、受凉、饮水减少等，都可以引起体内尿酸浓度改变而会发病。针对这些情况，痛风患者在外出旅行时要想避免复发，应当做到以下几点：①有痛风病史，体胖或有高血压的人、老年人在外出旅行前最好做一次血尿酸检查，如果高于420μmol/L，不仅说明已有高尿酸血症，而且在旅行中有急性痛风发作的可能，要注意预防，可暂不旅行。②每天坚持多饮水，排尿量应保持在2 000ml以上，以防尿酸在体内积聚。③少喝酒，少吃动物内脏（心、肝、脑、肾等）以及鱼籽、沙丁鱼、豆类、发酵食物。④精神要平静宽松，日程安排张弛适度，劳逸结合，不要过分紧张。⑤避免外伤、关节损伤、各种感染。⑥要注意保暖，防止受寒着凉。⑦旅行时要带足降尿酸的药物和抗炎止痛药。⑧高血压患者应避免服用抑制尿酸排泄的药物，如阿司匹林、烟酸和氢氯噻嗪等。⑨一旦痛风发作，要及早进行医治，并停止旅行，卧床休息，最好住院就医。⑩痛风发作时的自疗方法两种：一是揉摩脐部，用手掌顺时针方向沿脐周围绕圈揉摩5～6分钟，使脐部发热、腹部加温，刺激排解大便，达到解除发作剧痛的效果。二是将马铃薯若干，弄碎，加1/10量的姜蓉（擦碎的生姜末），搅拌在一起涂于布上敷贴患处。用这两种方法可收到意想不到的疗效。

11. 痛风患者的心理如何调整?

患者咨询: 我老爸 10 年前患了痛风,总怕花钱,他没有坚持正规治疗,疾病反反复复,并且最近出现了新的问题,化验血尿素氮和肌酐都有升高,医生说是痛风发展成痛风性肾病了,将来可能发展为尿毒症。本来比较内向的他,听说后近来变得更加消沉了,看到他这样,我也寝食难安。我看得出是疾病让他心事重重,我真担心他长期压抑会出什么意外。请问专家:痛风患者的心理如何调整?

专家回复: 这是许多痛风患者及其家属关心的问题。像他这样的病情,确实是痛风性肾病,但是应该让他明白,这是刚刚有一些轻微的损害,如果以后严格控制饮食,积极治疗,倒不用担心会出现尿毒症。我们在长期的医疗实践中曾遇到一些患者,因为关节的疼痛、害怕并发症、生活不能自理、经济损失、家庭、朋友等关系改变、社交娱乐活动的停止等产生精神压力。他们渴望治疗,却又担心药物不良反应或对药物实际作用效果信心不足,进一步加重了自己的心理负担。因此,在积极合理的药物治疗同时,还应给予足够的心理辅导。

(1)通过医生让其对疾病有个正确而又系统的了解,帮助患者辩证地看待和分析病情,使其不能只看见不好的一面,还要看到有希望的一面;指导和帮助患者正确对待疾病，鼓励患者树立战胜病魔的信心。可以寻找治疗疗效较好的病例介绍给他，或者有条件的可以去参加"痛风爱心俱乐部"，让他与更多的痛风患者去交流。

（2）多进行心理疏导，让他知道你们支持他治疗的决心，在经济上有能力维持他的治疗，体现对他的关心但不宜过度，这样可以帮他缓解心理压力。必要时可以带他去看心理医生，他们会更为专业。

（3）防止精神刺激和精神过度紧张，保持愉快的心情、乐观的情绪。过度的精神紧张可使体内内分泌产生紊乱，可使病情加重。

（4）鼓励他尽量在不影响病情的情况下，多参加社交娱乐活动和户外活动。

（5）帮助他拥有规律的生活，保证睡眠时间，以使机体得到充足的修养。

总之，痛风患者需要消除紧张情绪，保持愉快心情，避免焦虑疲劳，避免剧烈的运动，多与朋友交流，适当文体活动，自我调节，劳逸结合，保持足够的睡眠，生活有规律是十分重要的。

12. 如何预防痛风在夜间发作?

患者咨询：我患痛风有些年头了，发作时通常都是在半夜里，痛得我无法入睡，甚至床单碰一下脚都痛的受不了，夜间痛风发作真的是很折磨人。请问专家：如何预防痛风在夜间发作？

　　专家回复： 看来这位病友饱受痛风发作之苦啊！其实你这种情况就是一个典型的痛风发作表现，不仅是你一个人，很多患者跟你情况都是差不多的。痛风为什么多在夜间发作呢？这里有两个原因：一是夜间睡眠，长时间不进饮食，不喝水，体内水分减少，尿酸浓度增高；二是人体肾上腺产生的皮质激素可抑制痛风炎症，而夜间激素分泌减少，给了痛风发作可乘之机。为了预防发作，痛风患者平时宜多饮水，以稀释血液，预防或减轻发作及结石形成。一般认为，每天至少饮水 2 000ml。出汗后应立即补充水分，睡前多饮水更有好处。最好是喝白开水，绝不可以汤或啤酒代替。有些食物如牛羊肉、鲤鱼、鹅、蟹、贝类，含嘌呤较多，做成汤食用后容易引起痛风发作。饮酒可促使痛风发作，啤酒作用尤其明显。酸性饮料使尿液偏酸，不利于尿酸排出；尿液碱化则可帮助尿酸排出，使肾脏免受损害。因而，碱性饮料如苏打水等也比较适宜。咖啡、茶、可可虽不需控制，但考虑到对中枢神经的兴奋作用，睡前不宜饮用。此外，痛风患者还要注意其他保健措施，如减肥、戒烟、防止受凉、不吃嘌呤含量高的食物、避免暴饮暴食等。

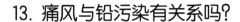

13. 痛风与铅污染有关系吗?

患者咨询: 我是搞室内装潢的, 因为职业关系, 生活中与铅接触机会较多。我患痛风好几年了, 每次都是夜里发作, 有一次实在痛得受不了就被送到急诊打了止痛针才缓解。请问专家: 痛风与铅污染有关系吗?

专家回复: 这位先生提的问题很好, 痛风的预防涉及多方面多领域, 居住环境也包括在内。日常生活中, 人们经常会接触到的铅及铅化物制品有蓄电池、陶瓷制品、焊锡、印刷品、铅玻璃、油漆、汽油、化妆品等。大气中铅尘浓度增高或者职业性长期密切接触铅, 都易引起慢性铅中毒, 危及内脏器官、大脑和神经、血液系统, 出现头晕、头痛、乏力、肢体麻木、感觉异常、腹绞痛、贫血等症状, 还易并发间质性肾炎, 导致慢性肾衰竭。

由于肾脏受累可使机体血尿酸经肾脏排出受阻, 引起高尿酸血症, 血中高浓度尿酸盐就会在骨、关节处沉积, 形成痛风石, 临床表现为趾、指、踝、膝关节反复红、肿、痛、发热或脊柱痛, 在骨、关节附近可摸到黄豆大小的硬结, 即痛风石。化验检查可知, 患者血沉增快, 血铅、尿铅、血尿酸超出正常人的数倍。血尿酸增高又可加重肾脏损害, 最后导致肾衰竭。由于从接触铅到发生中毒、高尿酸血症、痛风,是一个很长的病变过程，临床症状也是多种多样，因此给及时诊断带来很多困难，往往贻误治疗。另外生态学家也告诫我们，周围环境中含铅量的增多还会影响到人体中正常的嘌呤代谢，约有 15% 左右的人发生嘌呤代谢障碍，而且呈增长趋势。嘌呤代谢障碍亦可导致血尿酸升高和痛风的发生。据有关调查资料显示，职业性密切铅接触者，其身体中嘌呤代谢障碍明显高于普通人群 3 倍以上。由此可见，保护自然环境、预防职业病发生，应引起人们的高度重视。

14. 痛风患者如何预防高脂血症？

患者咨询：我今年才 30 岁出头，虽然地位不高，已发现尿酸和血脂升高，并于国庆期间发作了痛风。医生说痛风缓解后，在降尿酸治疗的同时也要降脂治疗，两者要共同预防。请问专家：痛风患者如何预防高脂血症？

专家回复：痛风患者的高脂血症主要以血甘油三酯升高为主，胆固醇升高的发生率低于甘油三酯。也有甘油三酯与胆固醇同时升高者。从痛风伴高脂血症的原因看，仍考虑与遗传缺陷引起的脂质代谢紊乱有关，与高尿酸血症没有直接的因果关系。因为在高尿酸血症纠正后，血脂并不能随之降至正常，必须另外给予有效的降脂治疗才能使血脂下降。因此，高尿酸血症与高脂血症是遗传缺陷引起的代谢紊乱的两个不同方面。对所有的痛风患者及高尿酸血症患者都应当常规检查血脂，以便及时发现高脂血症的存在，早期给予有效降脂治疗，消除动脉硬化的危险因素。

15. 痛风患者如何预防心脑血管疾病的发生?

患者咨询: 我今年 60 岁，诊断为痛风有 6 年了，虽然暂时还没有高血压、冠心病，但是周围有很多朋友都有这些老年病了，有的比自己还年轻一些。想到自己已经得了痛风，很担心再患上心脑血管方面的疾病。请问专家: 痛风患者如何预防心脑血管疾病的发生?

专家回复: 与相同年龄的非痛风者相比较，痛风患者冠心病的发生率约为非痛风者的 2 倍，脑血管病的发病率也高于非痛风者。痛风患者易合并心脑血管疾病的原因有: ①尿酸盐可直接沉积于动脉血管壁，损伤动脉内膜，刺激血管内皮细胞增生，诱发血脂在动脉管壁沉积而引起动脉粥样硬化，所以高尿酸血症被视为易导致动脉硬化及冠心病的危险因素之一。②其他一些并存的因素，如肥胖、高脂血症、高血压、饮酒、不喜欢活动等，在痛风患者中十分常见，这些并存情况都是易致动脉硬化及冠心病、脑血管病的危险因素。

做到下列几项措施，可以达到一定的预防效果：①坚持"三低饮食"，即低热能、低脂肪、低盐饮食。具体地说，就是限制食物总热能，少吃动物脂肪和含胆固醇高的各类食物，菜肴宜清淡，不要太咸；②坚持"三戒"，即戒烟、戒酒、戒刺激性食物，如辛辣食物；③生活规律、情绪乐观、清心寡欲，防止过劳（包括体力与脑力两个方面）；④安排适合于自己身体状况的体育锻炼项目，常年坚持下去；⑤肥胖及超重者应适当减轻体重，使之接近标准范围；⑥定期进行有关检查，如定期测血压，检测血脂、血糖，做心电图、眼底及脑血流图检查等，发现稍有异常，即采取有效的药物治疗，以延缓病情的进展；⑦积极治疗痛风，纠正高尿酸血症，以防痛风性肾病的发生。

16. 痛风患者如何预防痛风性肾病的发生？

患者咨询：我患痛风有些年头了，幸运的是每年体检的指标都是正常的，肝功能、肾功能、血脂、血糖这些都还可以。听说痛风这个病最容易波及肾脏，这让我很担心。请问专家：痛风患者如何预防痛风性肾病的发生？

专家回复：痛风性肾病是决定痛风预后的重要并发症。从各年龄段痛风患者痛风性肾病患病率显示，随着年龄的增大，痛风性肾病有增加的趋势。痛风性肾损害主要表现为痛风性肾病、急性肾衰竭和尿路结石。痛风患者最易受损害的内脏器官就是肾脏。临床历时较久的痛风患者约 1/3 有肾损害，有时也会因高血压、糖尿病、高脂血症等诱因，引起肾功能不全。肾功能不全在初期几乎没有症状，稍有发展，就会出现排尿次数增加，夜间多次起夜。对肾功能不全不能有效控制，往往会使其慢性化，引发尿毒症，即在肾功能极端低下的状态下，本应在尿中排泄的物质都沉积在体内，给全身脏器带来各种损害。继续发展下去，就会呈现出全身乏力、头晕、头痛、恶心、呕吐、食欲不振、贫血等各种症状。病情如进一步加重，还会出现痉挛、昏迷、幻觉等症状，甚至导致死亡。所以，痛风患者尤其是病程较长的患者，必须有预防痛风肾损害的意识，积极地采取有效措施保护肾脏。长期服用利尿剂、阿司匹林、青霉素、抗结核等药物者，应定期检测血尿酸，因为上述药物抑制肾小管排泄尿酸。血尿酸升高不但引起痛风发作，而且血中过饱和尿酸盐沉积在各主要脏器，可引起器质性病变，尤其是肾脏病变，高浓度尿酸盐长期在肾组织内沉积，可使肾小管尿酸排泄率降低，引起高尿酸血症。因此，既要预防高尿酸血症引起的肾功能障碍，积极控制血尿酸水平，又要预防肾功能不全引起的高尿酸血症。具体方法主要有：①控制高尿酸血症；②积极防治泌尿系统感染；③高血压患者应将血压控制在正常水平；④避免有损肾脏的药物及造影剂；⑤严格遵守痛风患者的膳食原则增加饮水量，碱化尿液等；痛风中肾结石的发生主要与尿尿酸的排泄有关，即尿尿酸浓度越高，肾结石的发生率越高。因此，除了大量饮水，碱化尿液外，尿尿酸高的患者不宜再用促进尿酸排泄的药物，避免结石形成。此外，具有清热利尿，通淋消石功效的中药，对消除因尿酸盐沉积和因尿酸结晶沉积引起的尿路阻塞有一定的治疗作用。临床常选用金钱草、海金沙、鸡内金、石韦、瞿麦、生薏苡仁、车前子等。此外，用车前草、玉米须、薏苡仁泡水代茶频频饮用，亦可促进尿酸排泄。由于痛风主要是由于先天禀赋不足，脾肾功能失调所致，属本虚标实之证。因此，慢性期强调用补法，长期加强对肝脾肾的调补，或养肝补肾，或温肾健脾，或健脾益气。增强肝脾肾的功能十分重要，常以独活寄生汤、左归饮、右归丸、参苓白术散等加减治疗。

　　整日无谓的担心是没有必要的，只要积极治疗，不至于发展到不可控制的地步。

17. 高原地区要如何预防痛风的发生？

　　患者咨询：我是广东人，明年可能要去西藏工作，提前看了一些关于高原地区的健康教育方面的资料，原来那里也是痛风的高发地区。请问专家：高原地区要如何预防痛风的发生？

专家回复：痛风在高原地区是一种常见病，发病除习惯认为的原因外，还与高寒、缺氧，高原饮食习惯等特点有关。高原地区空气稀薄，气候寒冷，大气压低，氧分压低，紫外线强。缺氧使人体各器官、系统发生不同程度的病理变化。缺氧时，乳酸、组胺、腺苷和二氧化碳增加，严重低氧环境可引起少尿。高原寒冷的气候、疲劳及高山反应等能促进蛋白质分解，增加尿酸生成。高原缺氧，肾血流量受影响，缺氧使乳酸代谢障碍，干扰尿酸的正常排泄，均成为肾脏排泄尿酸减少的重要原因。高原缺氧，末梢关节血液运行较差，导致组织酸中毒，发生氢离子浓度改变，影响蛋白质状态，使尿酸析出增加。

高原地区对痛风防治的主要措施有：饮食结构要合理，荤素搭配，少食含嘌呤高的食物，少饮酒，劳逸结合。平时多饮水，以利血尿酸从尿中排出。这样可减少痛风的发生。

18. 为什么说"上工治未病"？

患者咨询：我是一位退休的大学教授，中年时没太注意不幸患了痛风，遭了不少罪。退休后工作不忙了，经常阅读一些健康方面的书籍，又有时间系统地治疗疾病，目前痛风控制的还算可以。半年前无意间看到深圳都市频道《都市养生佳》节目，觉得办得不错，在我的带领下，全家都成了该节目的忠实粉丝。其中在讲痛风专题时提到"上工治未病"，预防胜于治疗，觉得非常有道理，你能结合自己的养生体会再详细谈一谈吗？

专家回复：治未病是中医学重要的学术思想。"治"是广义的概念，除了治疗还包括预防、摄生、保健、调理、康复等；"未病"不仅是指人体处于尚未发生疾病的时段，而且包括疾病的阶段，包括疾病在动态变化中可能出现的趋向和未来发展可能出现的状态等。由于很多风湿病（包括痛风）的治疗难度大，易反复发作、呈慢性渐进性不可逆性、易累及脏腑、易造成残疾，对社会生产力影响巨大，国内外都将其列入了重大疑难性疾病的范畴。因此，风湿病的治未病意义重大。治未病为"上工"之举。根据风湿病（包括痛风）的临床特点，其治未病有以下四个重要环节：未病先防、既病防深、慢病防残、瘥后防复。因此"上工治未病"就是提倡健康文明的生活方式，比如"多喝水、管住嘴，少吃肉，迈开腿"。风湿病（包括痛风）的日常预防主要从以下几个方面入手。

（1）重视科学饮水：水，是生命之源，任何生命都离不开水。水是比粮食更重要的能量源泉。缺水的人容易酸中毒，所以适量补水是避免酸中毒的良方。日常生活中，饮水看似简单，成本低廉，对身体的保健来说，却比任何药物治疗都需要优先考虑。人可以7天不吃饭，只要有水喝便可存活，古今中外身边的许多事例，皆可说明水的重要性。

（2）多吃素，少吃肉：痛风患者在食用动物性食品时，目前建议选择白肉，以瘦肉为主，并注意加工方式。鸡蛋的蛋白、牛乳、海参等嘌呤含量较低。经腊制、腌制或熏制的肉类，其嘌呤、盐分含量高，干扰尿酸代谢，患者不宜食用，而应尽量进食新鲜肉类。烹饪时，提倡水煮后弃汤食用，油炸、煎制、卤制或火锅等烹饪方式均不提倡。使用佐料时，避免使用过多盐、糖和香辛料等。随着社会的发展和人民生活水平的提高，"富贵病"正悄悄地向已经富裕起来的人们靠近。许多糖尿病、肥胖症、高脂血症、痛风、高血压、冠心病、动脉粥样硬化等，也就是中医所称的"逸病"，均是由于过食膏粱厚味，或过逸于舒适少动而导致的疾病。"膏粱"泛指肥美的食物。据调查，中国有22%的人超重，6 000多万人因肥胖而就医，超过1/3的成年人患有高血压，糖尿病患病率达12.8%（2015—2017年），高脂血症者达1.6亿，全国每天由于"富贵病"导致死亡人数超过1.5万，占死亡总人数的70%以上。"富贵病"治疗的费用占疾病负担的60%以上，所以说富贵是一种福气，可一旦加上了"病"字，就不是好福气了。研究已经表明，经常性食用新鲜蔬菜是预防痛风发病的保护因素。

"民以食为天"。我国最早的一部医学典籍《黄帝内经》中就有饮食的精辟论述，如"五谷为养""五果为助""五菜为充""五畜为益""气味合而服之，以补精益气"。现代生活水平提高了，物质富有了，饮食过于丰盛，却很容易出现膏粱厚味过多吸收。相对而言，健康饮食知识"贫乏"，导致"富贵病"乘虚而入，使人们在富裕中失去了健康。

现代科学证明，过多食用动物来源的蛋白质膳食，对身体有不利的影响。过量摄入动物蛋白和钙，会增加发生骨质疏松的危险；摄入高胆固醇膳食也是如此。随着我们对健康饮食的倡导，素食正在变得越来越流行。我们可以多选择些纯天然、非精制、取自于植物来源的食物。我们建议多吃各种各样纯天然素食，少吃动物类食品；多吃含钙丰富的植物，例如豆类食品和叶类蔬菜等；尽量少吃精制的碳水化合物，比如甜食、糖果、意大利面包，并且忌辛辣、过咸、过甜等刺激性食品；少吃各种过度加工和包装时期长的食品，因为这些食品含盐量太高，容易导致疾病。

（3）坚持身体锻炼：生命在于运动。运动对人体生存的重要性，仅次于水、食物、空气、阳光和盐。运动对人体的帮助远远超过娱乐能带来的"舒适"。

脾主肌肉四肢。四肢运动，可促进脾胃的消化吸收，使气血化源充足，肌肉、筋骨强健，进而增强体质，提高抗病能力。锻炼的方法很多，可坚持每日晨起打太极拳、舞太极剑、做广播操、散步、打球等；亦可结合日常生活锻炼，如步行上下班等。还要酌情为患者拟定一个个体化的运动处方。通过活动，使全身气血流畅，体内阴阳平衡达到增强体质，减少疾病的目的。开始活动不要过久、过猛，以后逐步增加，循序渐进，贵在坚持。锻炼时间春夏宜早，严冬适当推迟。

（4）保持心情怡悦：以上所说饮水、素食、运动是生命的最基本生理需要，也可以说缺一不可。但人类是具有思维的高级灵长类动物，会受"喜、怒、忧、思、悲、恐、惊"七情缠绕，难以超然尘世。《黄帝内经》云："恬淡虚无，真气从之，精神内守，病安从来？"所谓养生，实则"养心"，养心首先要治气！说来也不是什么玄学，更不是什么高级的学问。以平常心对待一切即可得养心之术。

（5）防范风寒潮湿：未病之时，要防范风寒、潮湿侵袭，尤其是当身体虚弱时更应注意。天气寒冷时，应随时增添衣服以防风寒。夏日炎热之际，不可卧睡风口，或露宿达旦。因为人睡之后，卫阳之气静潜，毛孔开放，风寒湿等邪易乘虚而入。不可席地而卧，尤其是水泥地及砖石地，以防寒湿邪气侵袭筋骨经脉。新产妇应避风寒湿，避免睡卧当风、久吹电扇及空调、冷水洗浴等，因产后百脉空虚，毛窍开放，易招外邪。

经常同水打交道的人，应在工作完毕之后，立即用干毛巾擦干身体，换上干燥衣服；居处地势低而潮湿者，日常可用石灰撒墙边屋角，以吸潮气；床上被褥要经常曝晒，以祛潮气；天晴时经常开门开窗，以通气祛湿。有条件的还可垫高地面，向阳开窗开门。

（6）规律饮食和作息：现在研究证明，饮食不规律的人比饮食规律的人发生痛风或高尿酸血症的风险高 1.6 倍，作息不规律的人比作息规律的人发生痛风或高尿酸血症的风险高 1.6 倍。经常疲劳者比偶尔疲劳者发生痛风或高尿酸血症的风险高 40%，偶尔疲劳者比很少疲劳者发生痛风或高尿酸血症的风险高 40%。

个人认为饮水、素食、运动、养心是人生健康的四大法宝，相辅相成，不可偏废。养生的内容非常丰富，决不限于这些，但无论如何，这些是最基本的和最重要的。现在各种媒体都在立体、爆炸式传播各种健康养生知识，众说纷纭，莫衷一是，令人目不暇接，有点眼花缭乱，甚至有些观点完全相悖，让大众左右为难，无所适从。本人多年来在临床诊疗工作之余，也致力于医学知识普及，深感任重道远，有义不容辞的责任感和使命感，期望能为社会传播一点"正能量"。